動画でわかる

ヒモトレ入門

小関 勲 著

はじめに

私たちは、体のバランスが崩れることによって、パフォーマンスが発揮できなかったり、ケガをしたり、不具合を感じたりします。そもそもなぜ、バランスが崩れるのでしょうか。

ヒモトレを伝え始めたのは２００９年頃、それ以来、もう数えきれない人たちに触れてもらいました。

丸ひもを「ユルっと巻くだけ」「任せるだけ」というものですが、体が「フワッと楽になった」「動けるようになった」、「疲れにくくなった」など、その変化に驚く人がたくさんいます。

今でも毎日のように、ジャンルや年齢、人種を越えて報告が届きます。

その変化や全国各地で指導させて貰っている経験から言えることは、バランスは崩れるのではなく、むしろ「体が整おうとしている声」だということです。

ヒモトレはそんな前提の試みとなります。

本書はヒモトレ入門となっていますが、日々の身支度として簡単でシンプルでありつつも、そこから深く広い世界を感じていくこともできます。

より良く元気に過ごしたい人も、体に不具合を感じる人も、身体能力を発揮したい人も、ヒモトレを通して、自分らしい整いを発見して頂けたら幸いです。

contents

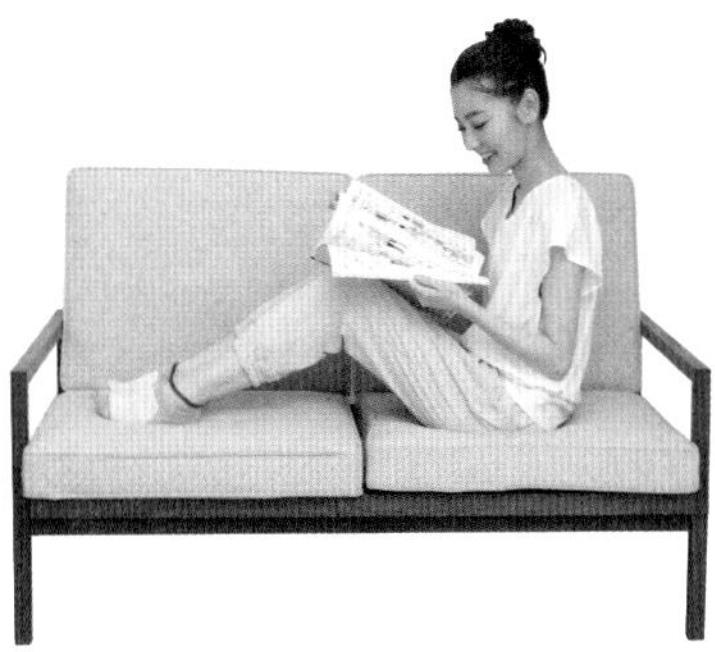

動画について

本書で紹介している動画では、
“ヒモエクササイズ”と“ヒモ巻き”を分かりやすく解説しています。

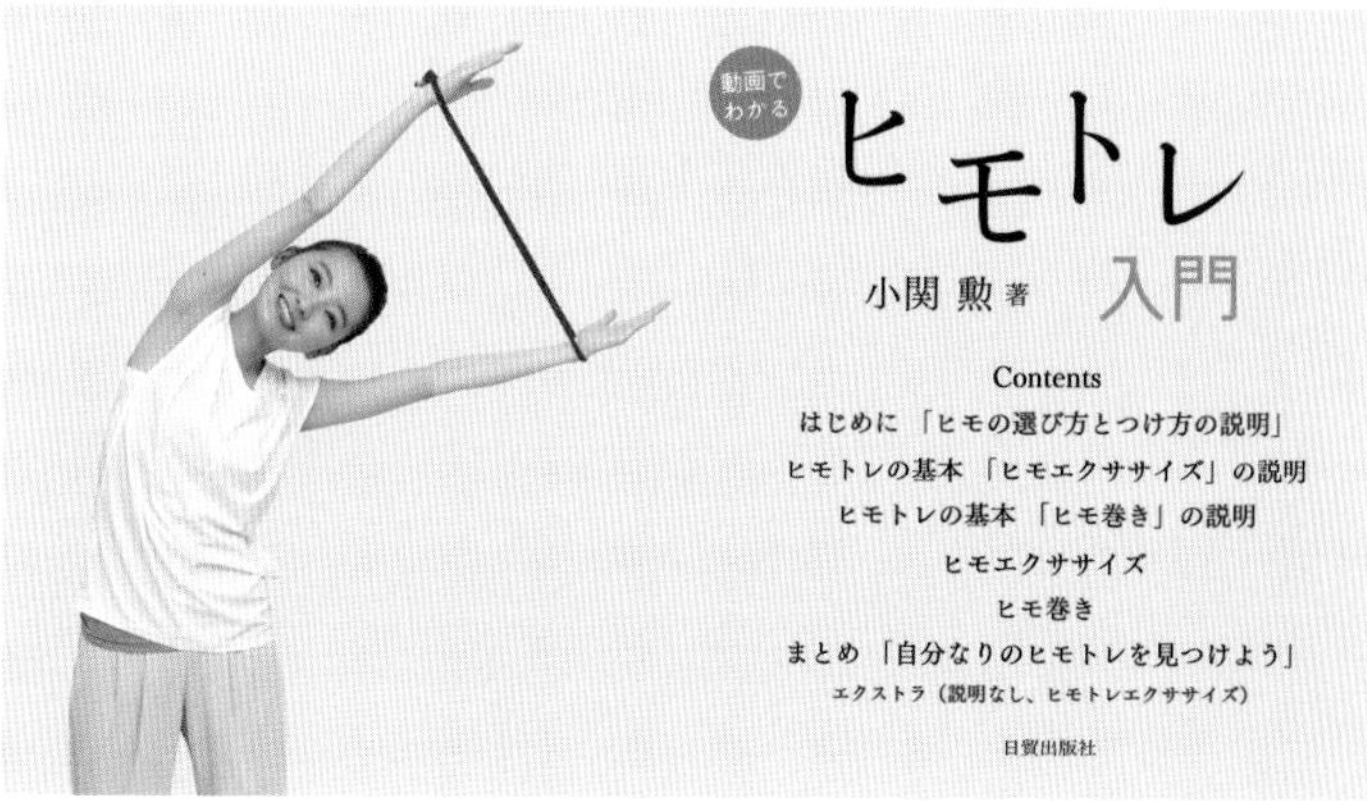

動画コンテンツ（計約40分）

- Play All（全てのコンテンツを前編連続で見ることができます）
- はじめに「ヒモの選び方とつけ方」の説明（P8）
- ヒモトレの基本「ヒモエクササイズ」の説明（P9）
- ヒモトレの基本「ヒモ巻き」の説明」（P9）
- ヒモエクササイズ（9種）（P22～）
- ヒモ巻き（10種）（P33～）
- まとめ「自分なりのヒモトレを見つけよう」（P39）
- エクストラ（説明なし、ヒモトレエクササイズ）（P20）

Play All

本書の動画について

本書では、より読者の理解を助けるために、携帯電話、スマートフォンなどで再生できるQRコードを掲載しています。動画はすべてYouTube（http://www.youtube.com）の動画配信サービスを利用して行われています。視聴については著作権者・出版社・YouTubeの規定の変更などにより、予告なく中止になることがあることを予めご了承ください。

※QRコードは（株）デンソーウェーブの登録商標です。

part 1

ヒモトレの基本

きっかけは私がふと手に取った荷造り用のヒモから始まった〝ヒモトレ〟。
以来、バランストレーナーという仕事のなかで紹介するうちに、
自分でも思ってもみなかったような発展と進化を遂げてきました。
まずはそんなヒモトレの基本を紹介するとともに、ヒモがご縁で巡り会った、
〝魔女トレ〟の西園美彌先生との対談をお送りします。
お話しするうちに改めて感じたのは、一般の人からアスリートまで
分け隔てなく存在する、私たち自身の体への深い信頼でした。

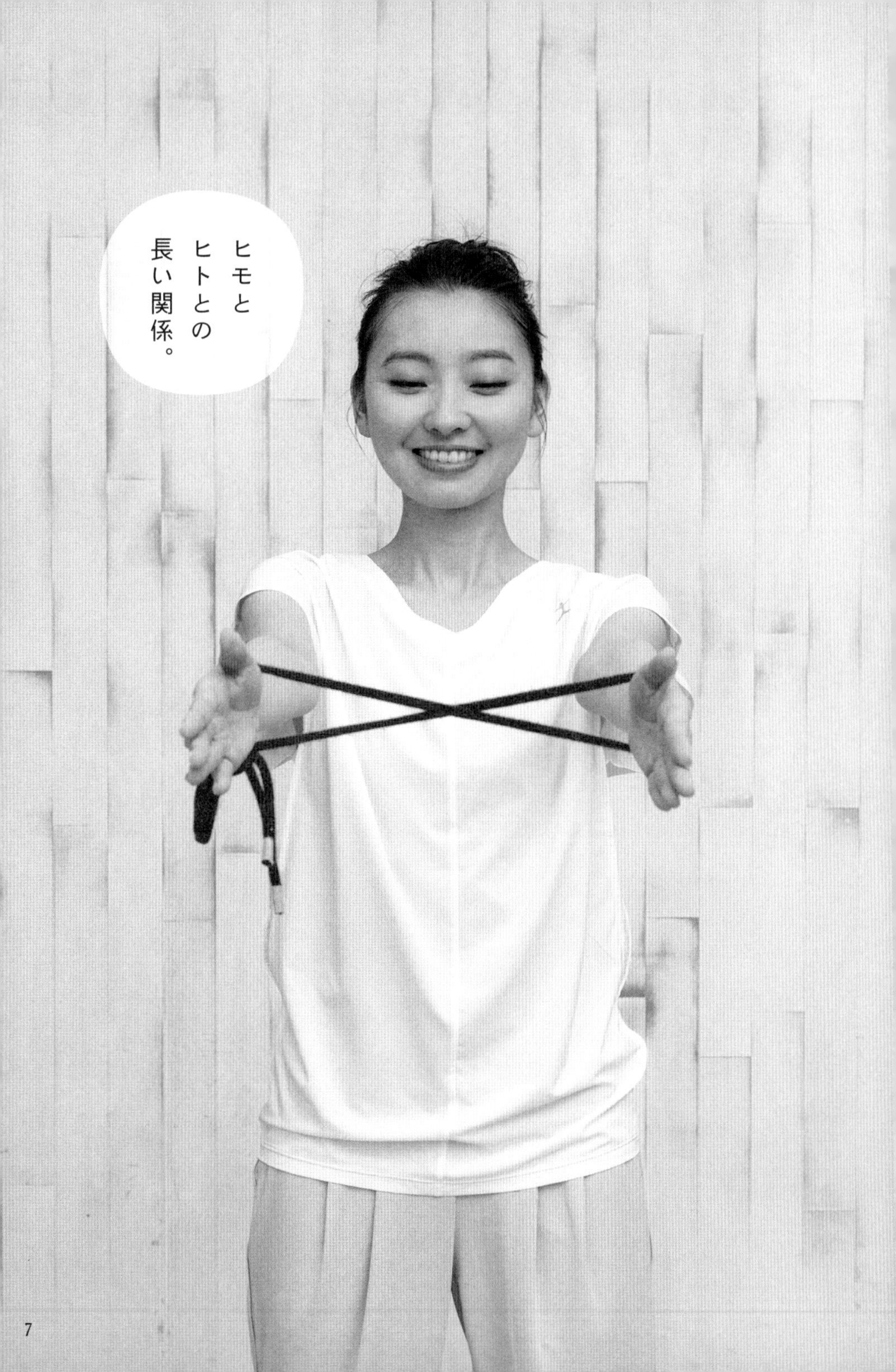
ヒモと
ヒトとの
長い関係。

話題の『ヒモトレ』って何？

私達のカラダは、
微妙なバランスの上に成り立っています。
ですから、少しの調整が、
大きな影響を及ぼします。
その「ほんの少し」を手伝ってくれるのが、
ヒモトレです。
カラダのバランスを整えた結果、
「肩コリや腰痛が消えた」
「小顔、美脚になった！」
「寝たきり状態だった母が、歩けるように」
といった驚きの効果が、
次々と報告されています。
あなたもぜひ、試してみませんか。
必要なのは、どこにでもある一本のヒモと、
ちょっとトライしてみる好奇心。それだけです。

どんなヒモを使えばいい？

ヒモトレに適しているのは、太さ4～8㎜ぐらいの適度な伸縮性のある丸ヒモです。荷造り用のPPロープや、100円ショップなどで売っている手芸用のアクリルヒモでOKです。平紐やゴム、革ヒモなどの伸縮性の強い素材や、逆にザイルのような全く伸びない素材は不向きです。また場所によっては逆効果になりますのでご注意ください。長さは1・5～1・8mほど。頭や手に巻く場合は、もっと短いものがあると便利です。

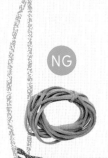

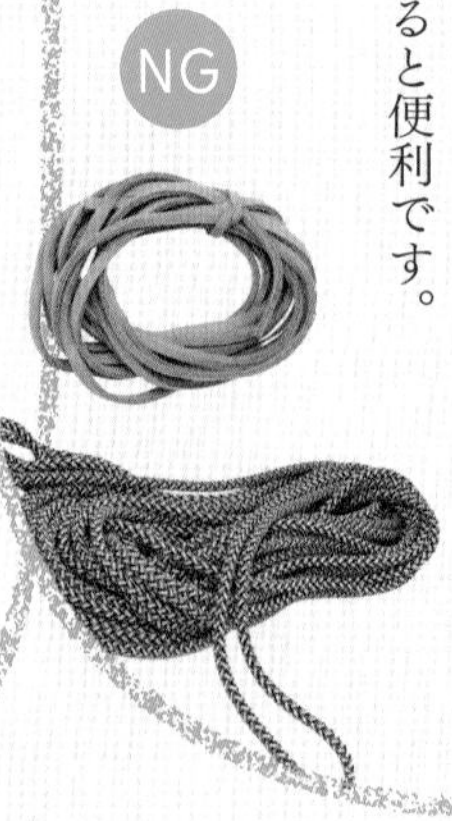

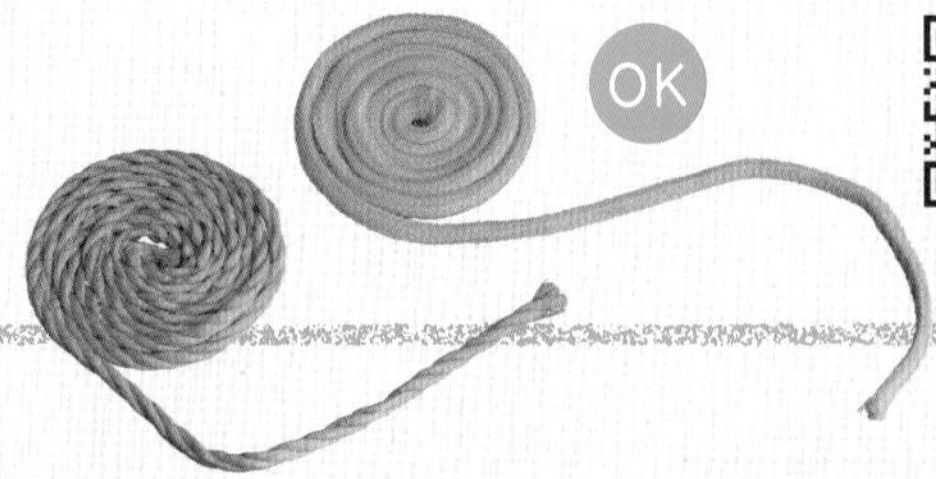

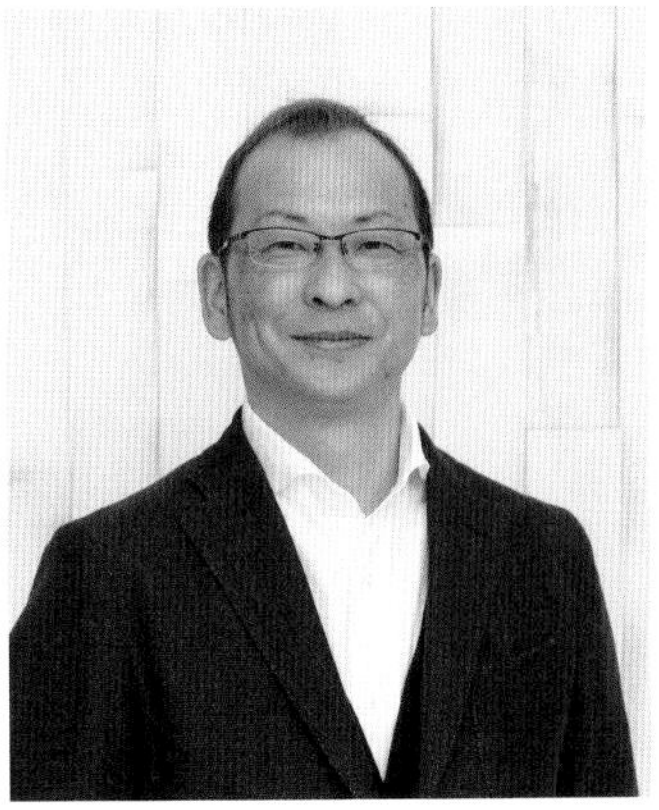

こせき・いさお

バランストレーナー。1973年、山形県生まれ。1999年から「ボディバランスボード」の制作・販売を切っかけに、多くのオリンピック選手、プロスポーツ選手に指導。その身体全体を見つめた独自の指導は、多くのトップアスリートたちから厚い信頼を得て、現在は日本全国で指導、講演、講習会活動を行っている。2009年にヒモトレ発案、バランストレーニングの一環として指導に取り入れる。

ヒモトレの種類

ヒモトレには、「ヒモエクササイズ」と「ヒモ巻き」という2種類のやり方があります。

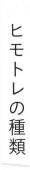

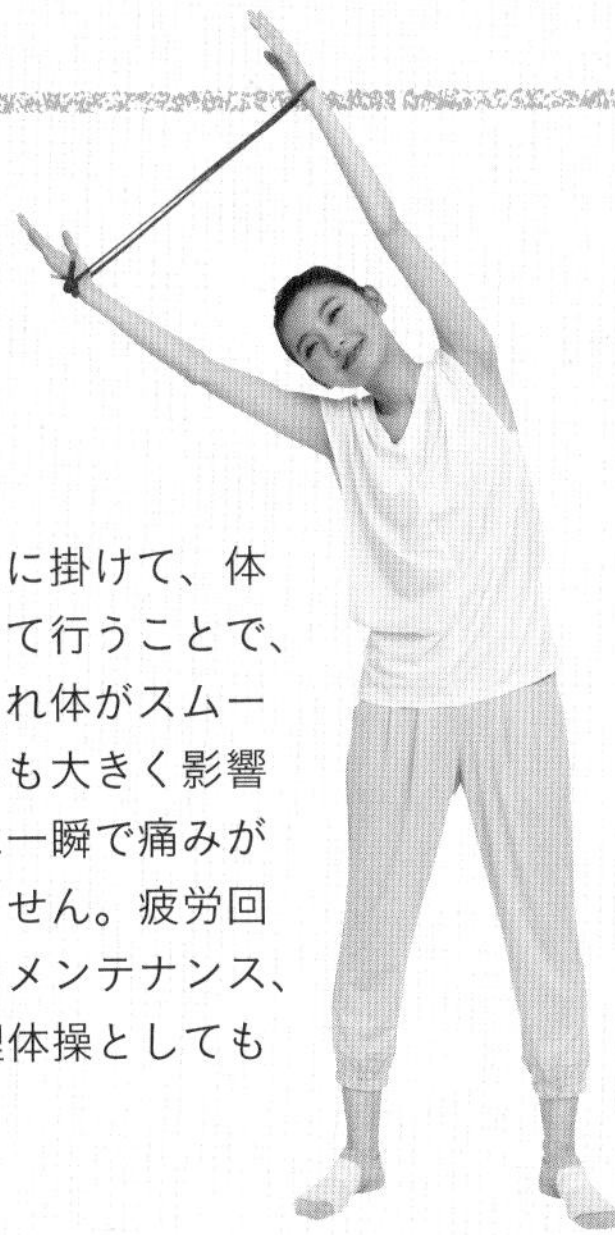

＼凝りや痛みに即効！／

ヒモエクササイズ

輪っかにしたヒモを腕や足に掛けて、体を動かします。ヒモを掛けて行うことで、バランスの良い状態が保たれ体がスムーズに動き、凝りや詰まりにも大きく影響を与えます。人によっては一瞬で痛みがなくなる人も少なくありません。疲労回復や体のバランスを整えるメンテナンス、スポーツの準備体操、整理体操としてもご活用ください。

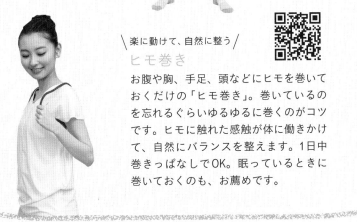

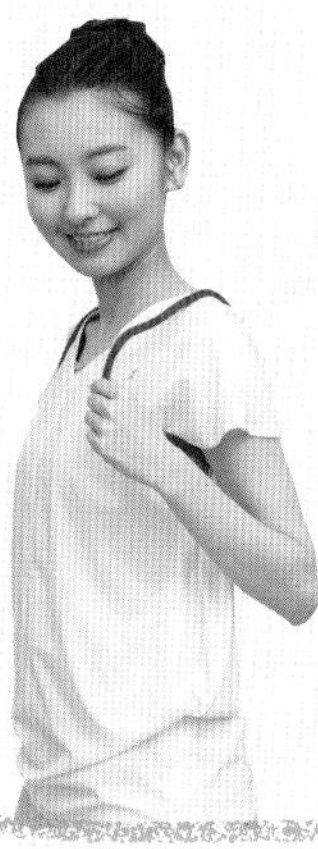

＼楽に動けて、自然に整う／

ヒモ巻き

お腹や胸、手足、頭などにヒモを巻いておくだけの「ヒモ巻き」。巻いているのを忘れるぐらいゆるゆるに巻くのがコツです。ヒモに触れた感触が体に働きかけて、自然にバランスを整えます。1日中巻きっぱなしでOK。眠っているときに巻いておくのも、お薦めです。

ヒモトレはこんなふうに役に立っています

肩コリ、腰痛などを解消「小顔」や「脚引き締め」効果も

肩コリや腰痛のときは、体の特定の場所が緊張しています。ヒモトレは、体の緊張と弛緩のバランスを整えることで、凝りや痛みを和らげます。効き方には個人差がありますが、ヒモを巻いてすぐに凝りや痛みが消えることも多いのです。

緊張がほぐれて血流が良くなると、冷えやむくみがとれます。結果として、顔や脚、ウエスト周りがスッキリほっそりするというありがたい効能も。

体が軽くなり、きつい動作が〝楽〟になる

ヒモトレをすると、「階段を上る」「重い物を持つ」といったちょっときつい動作が、楽になります。例えば物を持つとき。腕や肩の筋肉が力んでしまう人が多いのですが、ヒモを巻くと、背中や腰、脚など広い範囲の筋肉が、自然に連動し、全身の動員力が高くなります。だから、楽に動けるのです。長時間の立ち仕事や登山、引っ越しといった〝ここ一番〟で、ぜひ活用しましょう。

スポーツ、書道、楽器演奏などのパフォーマンスアップに

スポーツや武道、書道、楽器演奏など、「体を動かすこと」をやる人は、ぜひヒモトレを取り入れてください。体の動きが良くなり、パフォーマンスが改善します。スポーツでは、パワーやスピードがアップ。サッカー日本代表選手や、オリンピックに出場した選手といったトップアスリートたちが、ヒモトレを活用しています。また、書道では「線の勢いが良くなる」、楽器では「いい音が出る」といった効果を、多くの人が実感しています。

医療や介護の分野でも驚きの成果が続々登場！

近年、ヒモトレが大活躍しているのが、医療や介護の現場。病気や障害で動作に制限がある人たちが、ヒモトレを取り入れることによって、一年以上嚥下反射がなかったのが、ヒモトレによって10分程度で嚥下が起こったり、立つことができなかったのが立てるようになったり、むくんでパンパンに腫れ上がった脚がスッキリしたりと、驚きの結果が多数、現れています。中には、認知症の症状が改善したという劇的なケースも。無論、効果には個人差がありますが、全く無害で安価な方法ですのでぜひ、試してみてください。

特別対談

ヒモトレと魔女トレ
シンプルだから現れる
自分の体の可能性

魔女トレ
西園美彌
×
ヒモトレ発案者
小関勲

その効果から「魔女」と呼ばれる魔女トレの西園美彌さん。
西園さんは「全体から細部を観る小関先生と、細部から全体を観る私とは対極な存在」
としながらも、「見つめているところは同じだと思う」と言います。
ではなにが「対極的」で「同じ」なのでしょうか?
全身に働きかけるヒモトレと、体の土台・足指に働きかける魔女トレ。
二人の対談から見えてきたのは、
どちらもシンプルなメソッドだからこそ現れる、
私たちの体にもともと備わっている〝整おうとする力〟でした。

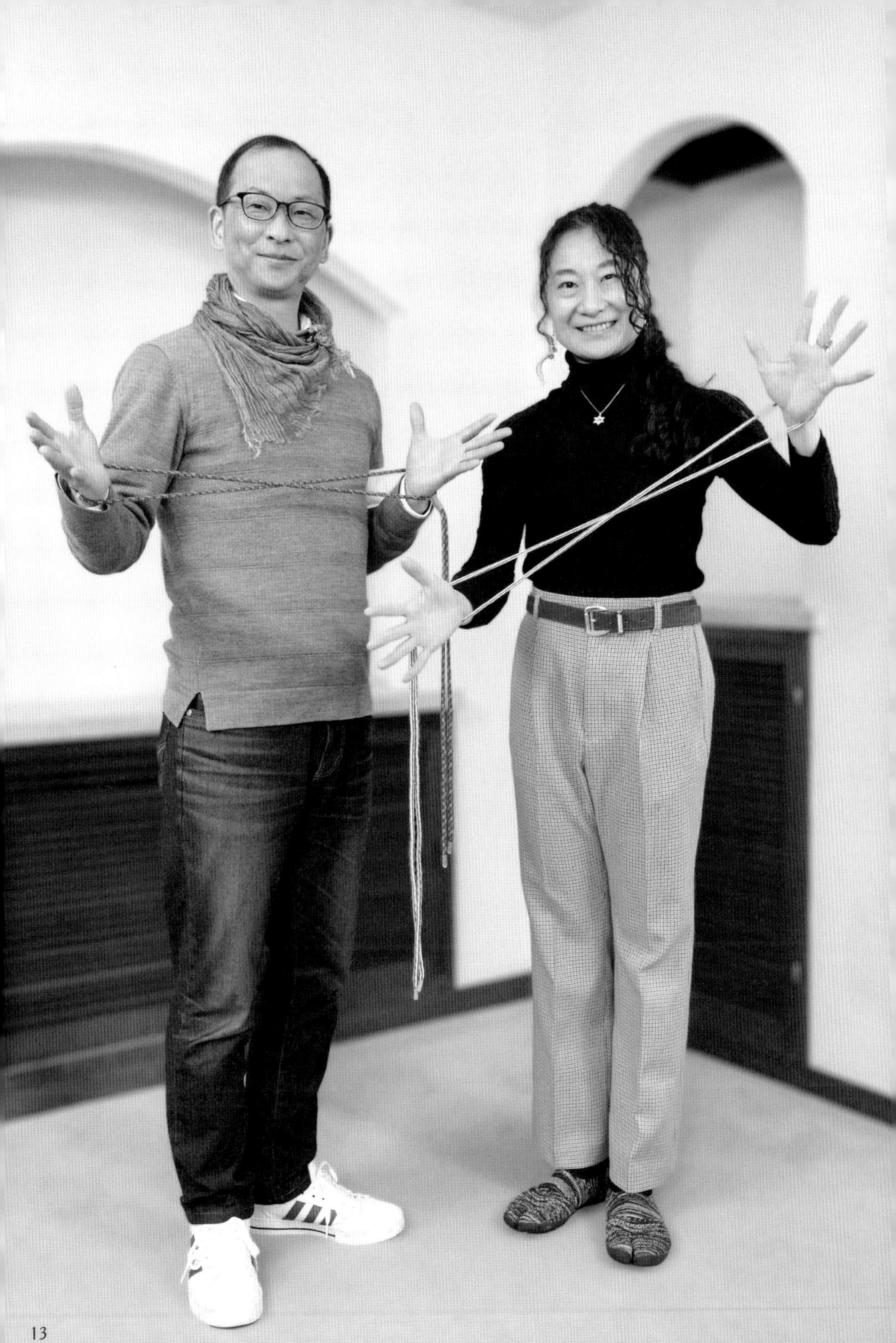

小関（以下「**小**」）　美彌さんのことはヒモトレを試してくれている人たちから「魔女トレすごいよ！」とじわじわ入ってきて（笑）。

西園（以下「**西**」）　私の方にも「ぜひ小関先生と繋ぎたい」というお話があったんです。ただ最初は「ヒモを巻くだけで体が整うなんて、またまた〜！」って感じで（笑）。でも試してたら、どんどん体や身体感覚、体への認識が変わってきて。

小　どう変わったんですか？

西　それまで平面だった体の感覚が立体的になる感じで。その過程で、足首を回すのでも、蝶番（ちょうつがい）のような一方向への動きではなく、立体的に回転させることが知覚的にも大事だと気がついて。

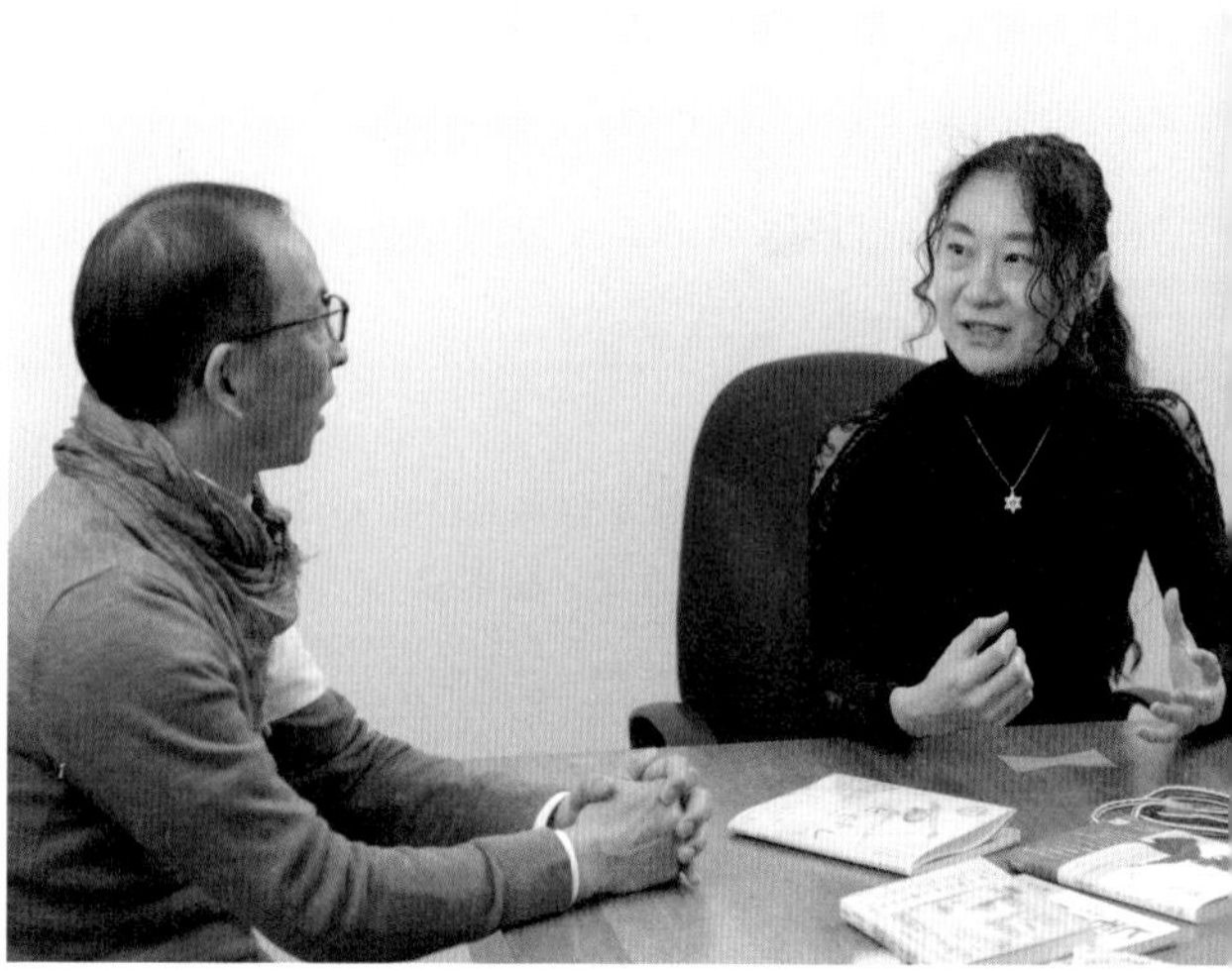

小　ヒモを巻いたことでですか？

西　輪っかのヒモを巻くことで、自分の体に対する立体的な信頼感というか、包み込まれるような感じがあって。「あ、これは面白いな」と思ったんです。それまで動いてなかったところが動き出したり、硬かったり力んでいたりしていたところが緩んで。新しい重心位置とか足裏の感覚が自然に浮き上がってきたり、しばらく意識にも上がらない場所でフラットに、無になれる感じになって。

小　なるほど。

西　だけど一定期間経つと、自分のなかにまた新しい課題が生まれてきて、そこでまた新しい巻き方やテンションが必要になって。そうしているうちに体がまとまって、ヒモへの依存性も消えていく感じで。

現時点で私が感じている感覚は本当に球のなかに中心があって動かない、安定してる感じなんです。それまではどこか平面的で、前だけを向いて右往左往している感じなんだけど、そうすることが私の生活や体の特質で「変わらないものだ」と思っていたものが「変わるんだ！」って。

小 自分の固定概念が変わったんですね。

西 はい。そもそも私がなんで「魔女」になったかというと、「自分の性格を変えるのは、体を変えるしかない」っていう直感があったからなんです。それで「魔女トレ」という名前ができて、色々な人を指導して変えたりしているなかで自分自身も常に変わっていって。そのときに改めて思ったのは、私一人で考えていても変わらなかったものが、「外から新しいものが取り入れられると、物凄い勢いで変わっていく」ということだったんです。もともと私は自分を「体一つで変えたい」という気持ちが強かったんですけど、ヒモトレを始めて「やっぱり道具は大事かもしれない」と思うようになって。それは道具だけではなく人を含めた自分の外側の存在全部そうで。それまで「一人でもできている」と思っていたことが、実はすごく狭い世界のことで、予想とは違った変化が起きて世界が変わる。大げさではなくて、人間の可能性や自分の思考や視野、身体感といったあらゆるものに奥行きが生まれたんですね。

だからヒモトレをきっかけに身体観やアプローチの仕方とかが大きく変わりました。

結果と原因を簡単に結ばない

西 私と小関先生って、身体感もアスリートをサポートする捉え方も、ある意味で対極的で。小関先生は相手を全体のなかで常に変化する「曖昧なものを曖昧なまま捉える」という感じだと思うんですけど、私は「目指すべき場所への一本道しかない」という考え方で。

小 美彌さんは、そのストイックさとは裏腹に、講座ではとても感覚的な表現やストーリーを、まるで音楽を聴いている感じで全身を包んでいますよね。そうやって正確な細部と、包括した全体のバランスをとっていると思いました。

西　多分、選手を見ている部分や量は同じくらい沢山あるんですよね。だけど、それが簡単な因果関係で説明されるようなものじゃなくて。

小　そうですね。エビデンスは大事なんですけど、あまり重視し過ぎるのも間違いの元ですね。「こうすると、こうなる」という結果は、ひとつの傾向にすぎないんだけど、それを強い因果関係で結んでしまうことで、他の関係性が機能しなくなる。腕の力を入れ過ぎると足腰の繋がりが切れてしまうのと同じです。

西　現れている結果と原因をどう結ぶのかってすごく重要で、私が考える基礎はあらゆる土台

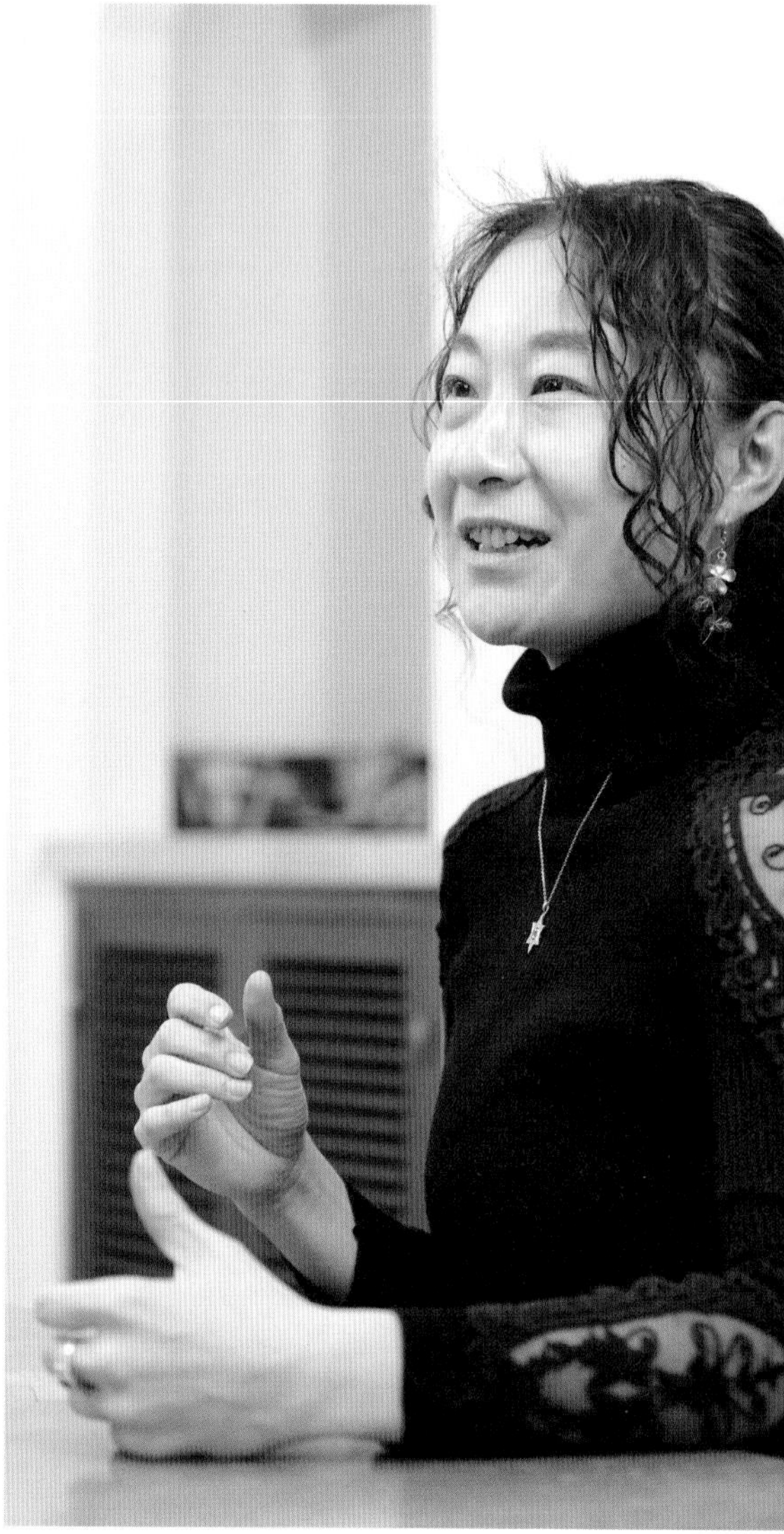

本当にシンプルなもののなかにこそある
「豊かさ」に気づくこと。
それがヒモトレの魅力だと思うんです。

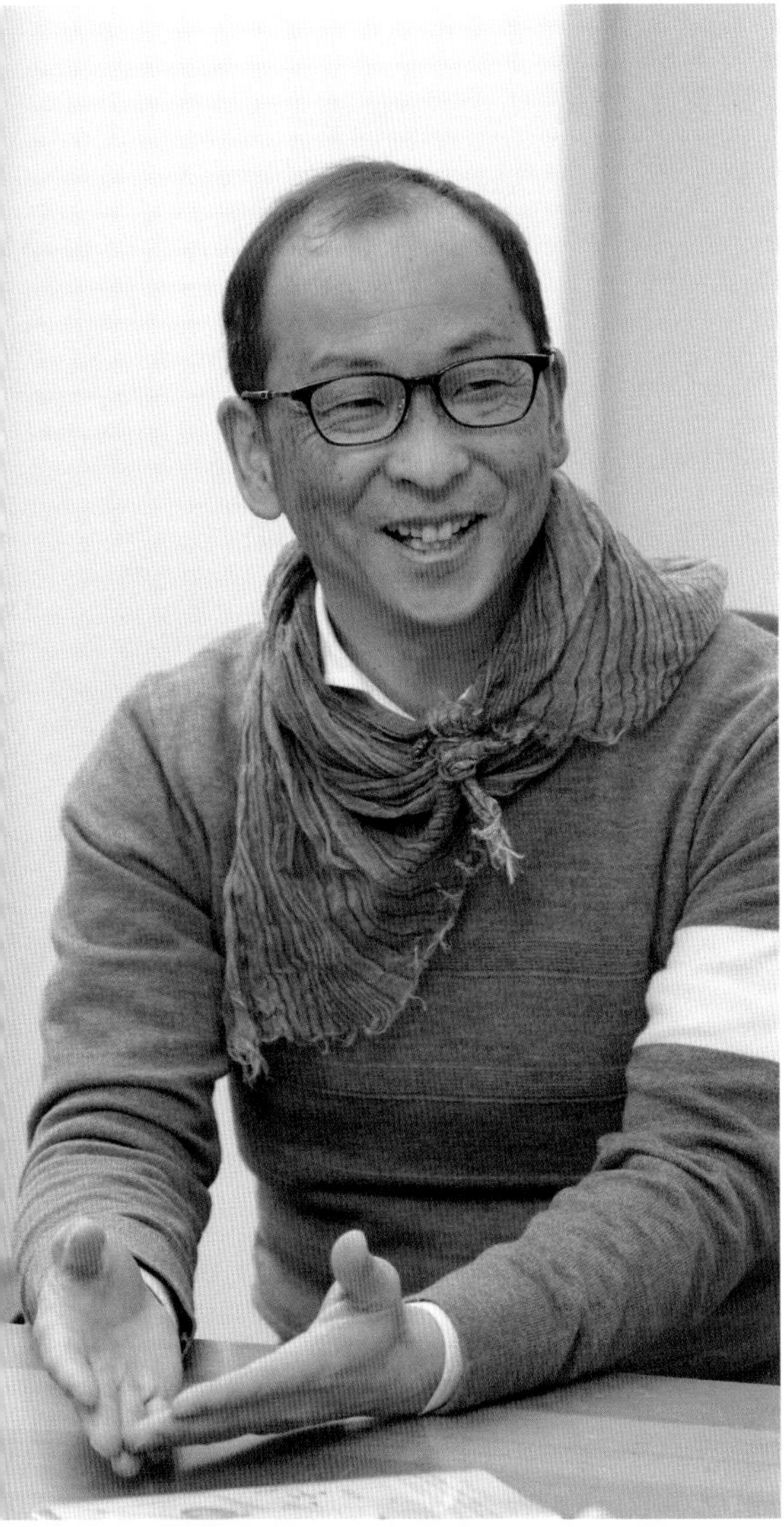

自分が見えている世界こそが、
「自分である」となってきたときに、
自分も道具も消える「ゾーン」がある。

なので、そこが変わってしまうと全体が変わってしまう存在なんです。魔女トレはまさにその基礎・土台だから、「魔女トレって、なにに良いんですか?」と訊かれると「全部かな?」となっちゃう(笑)。多分そういう質問をするのは、自分の見たい結果としての世界の話がしたいからで、そうやって見たい世界だけ見てみようとするから、どこまで行っても答えに辿り着けない。先に目標を決めてしまうんじゃなくて、やっているうちに生まれる副産物を楽しめる、余裕と余白を持ちながら取り組む。それが「体と向き合うってこと」だと思うんです。

小 そこはとても大切なところです。だからヒモトレは「何のために」という目標を実感として置けないように考えています。例えば「腰にヒモを巻く」だけで実際に楽に動けたり、痛みが軽減したりする人は多いけれど、目標や因果関係で制限しないことが〃全身のバランス〃を経験し直すことになる。それが全身が整うきっかけとなり、その結果が副産物となります。

自分のなかに湧き上がる〃主体性〃

西　指導をしていて思うのは、焦ってしまう人が多いことですね。そういう人は全体が見えていないので結果だけに一喜一憂して、怖くなったり不安になっていて。だから足指や足首にアプローチする魔女トレも、中途半端に教えることに怖さもあります。自分の体を感じることをしないと、かえって怪我の原因になるので。

小　人によって感覚や繊細さは全然違いますから。だから道具や方法、ルーティーンでも、自分の主体性をそれによって奪われるようなときは気をつけたほうがいいですね。僕の場合は「その人の主体を奪わない」というのがテーマ。ヒモトレが主体ではなく、あくまでもその人の体が主体なので、ヒモトレの存在が消えることで等身大の体が現れてくることが大事なんです。

西　深い！「消える」瞬間っていうのは、本当のバランスがきたときに起こるんですよね。

小　その瞬間って、数字や理論じゃなくて、本人の実感なんですね。以前ある高齢のおじいちゃんがヒモを巻いたら、それまでのすり足から少し足が上がるようになって。そのときに周りの人は「わ、すごい！」となったんだけど、本人は「怖くない」と言ったんです。その自分のなかに湧き上がってくる「怖くない」という実感が自信や変化の始まりで、すごく大事なんです。

西　分かります！私は〃根拠のない自信〃には絶対根拠があると思っていて。それは言葉にすると「身体感覚がある」ということで、本当に無自覚なんだけれど明確に体のなかから湧き上がってくるその人の主体性。〃主体性〃って言葉にすると、すごくアクティブな感じですけど、今の現在地を知って、行き過ぎたときに自分で戻れることが「主体がある」ということで。

小　まさしくそうですね。相対的な自分ではなく絶対的な自分との出逢いですね。

西　それに気づくきっかけがヒモトレだったりするわけですね。主体ってそのくらいシンプルで既にあるもの。そこから世界を作っていくものなんですよね。続けているうちに、「ポンッ」と浮き上がる儚さを感じるくらいのもので。その姿形ではない美しさを醸し出したり、感じられる感性を取り戻してほしいですね。

小　やっぱり「これをやると、これがよくなる」というものって、どこかその場限りの貧しいものになりがちだと思うんです。それは結果を先に想定すると、それ以外の関係性や可能性を閉じてしまうからなんですね。だからヒモトレは「日々の身支度として気長に試すことから始めてみてください」と伝えています。ジャンルを問わず使ってもらえて、変化を感じてもらえるのは、まずは個としての等身大の経験ができるからだと思います。

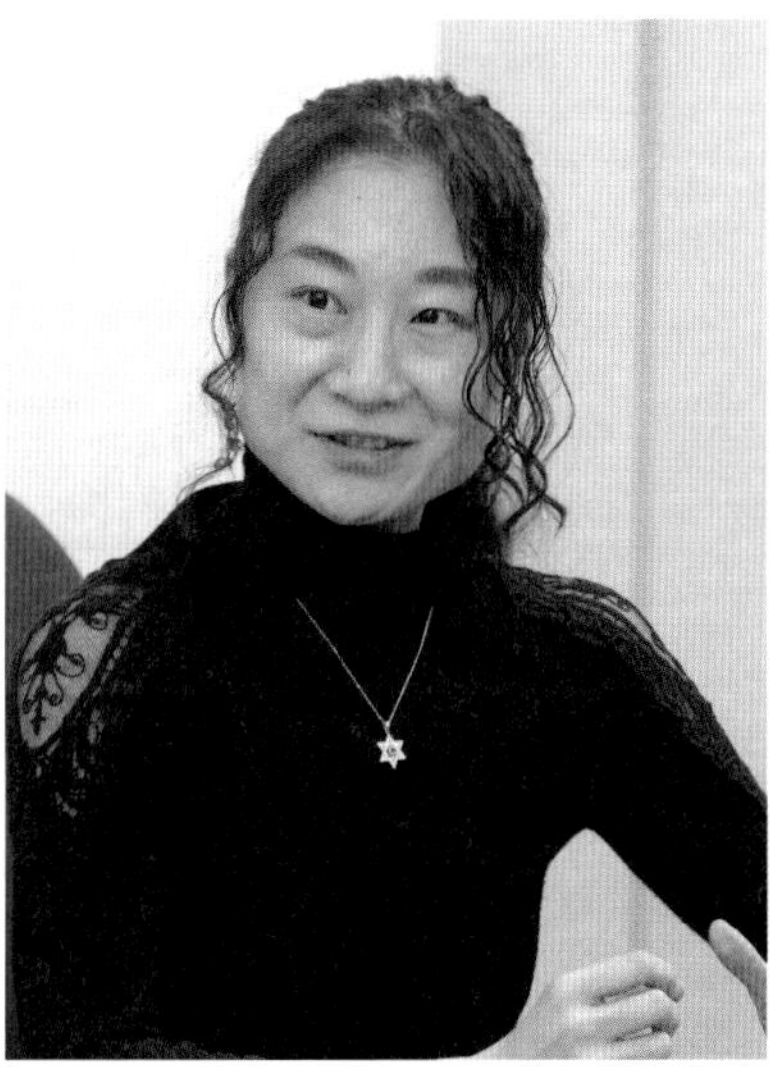

西園美彌（Miya Nishizono）

7歳よりクラシックバレエを始め、石田絵理子に師事。筑波大学ダンス部にて現代舞踊（モダン）、コンテンポラリーダンスと出会う。また同大学および大学院スポーツバイオメカニクス研究室にてバレエにおける動作分析の研究を行う。2018年に帝京大学水泳部への指導活動をきっかけにアスリートやスポーツ競技者への姿勢づくり・動作改善指導を本格的に始める。「選手たちを魔法のように次々と変えていく」として魔女と称され、以来西園のトレーニングは「魔女トレ」となり、Twitterで広まったことから全国各地でセミナーを開催し人気を博している。2021年に著書『魔女トレ』（日貿出版社）を刊行。

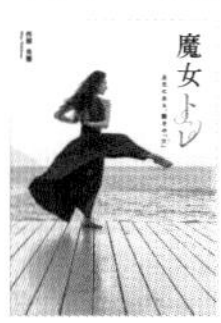

Twitter

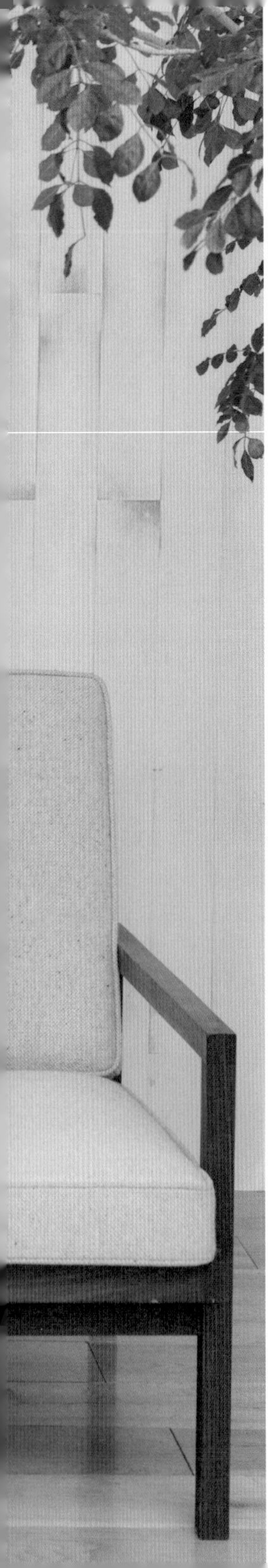

part 2

どこでも簡単！

〝ヒモエクササイズ〟と〝ヒモ巻き〟で楽になる！

さあ、それではいよいよヒモトレを始めましょう！
ここでは私が選んだ一番ベーシックなものを選んでいます。
大事なことは体にやらせようとするのではなく、
「カラダに任せて、動きを味わうこと」なんです。
リラックスして体の声を聞いてみてください。
動画と合わせてお読み頂ければ、より理解が深まります。

こちらのQRコードからは、ここで紹介しているエクササイズがまとめて見られます。

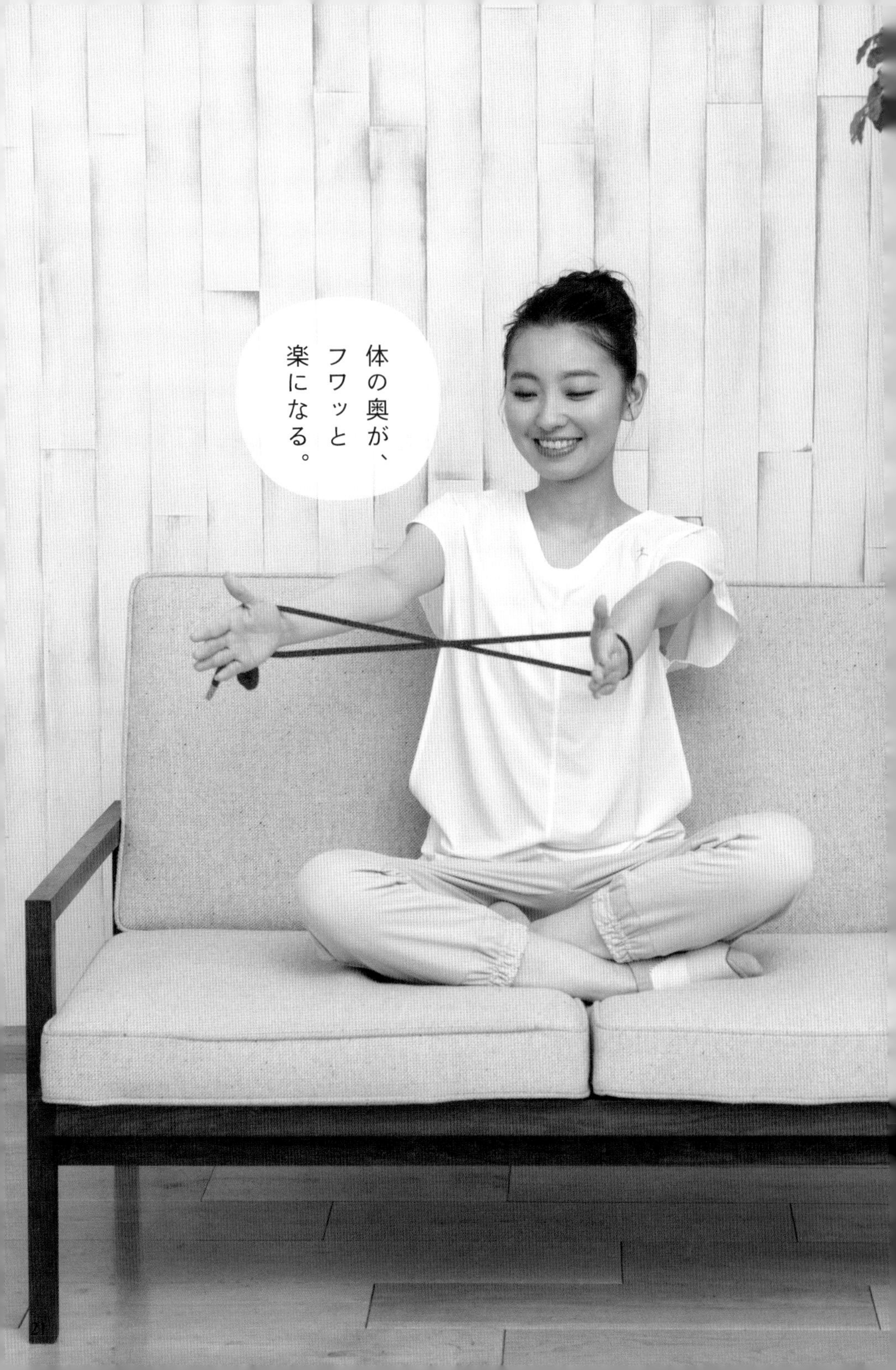
体の奥が、
フワッと
楽になる。

はじめよう、〝ヒモエクササイズ〟

ヒモトレは大きく二つの使い方があります。
一つはヒモを腕や手首に掛けて動く〝ヒモエクササイズ〟、
もう一つは軽く体に巻いて使う〝ヒモ巻き〟です。
ここではまず〝ヒモエクササイズ〟の説明から始めましょう。

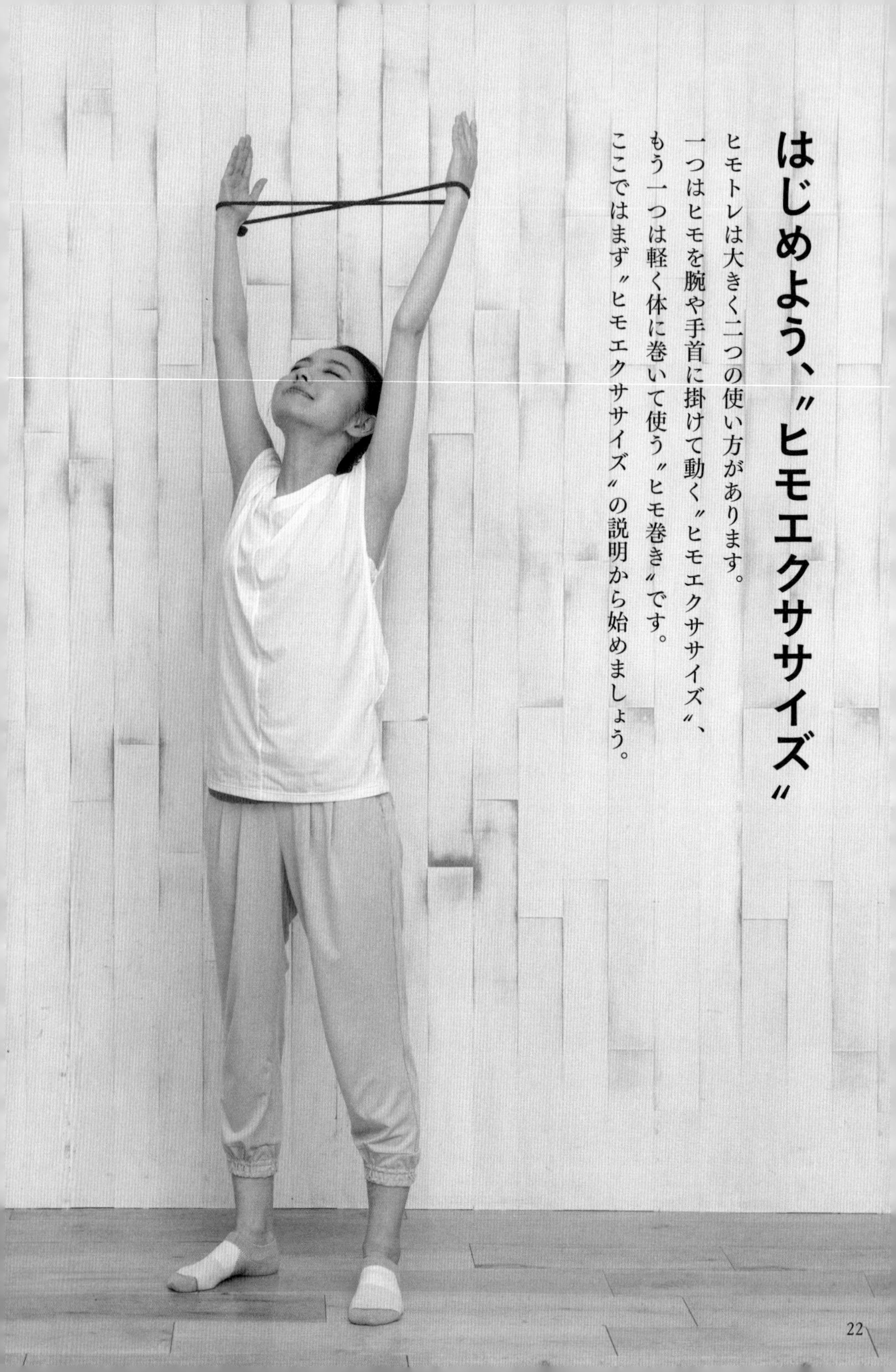

輪の大きさは？

輪の大きさは肩幅より少し広めが目安です。輪が小さすぎるとヒモが張りすぎに、大きいとゆるすぎるので注意しましょう。

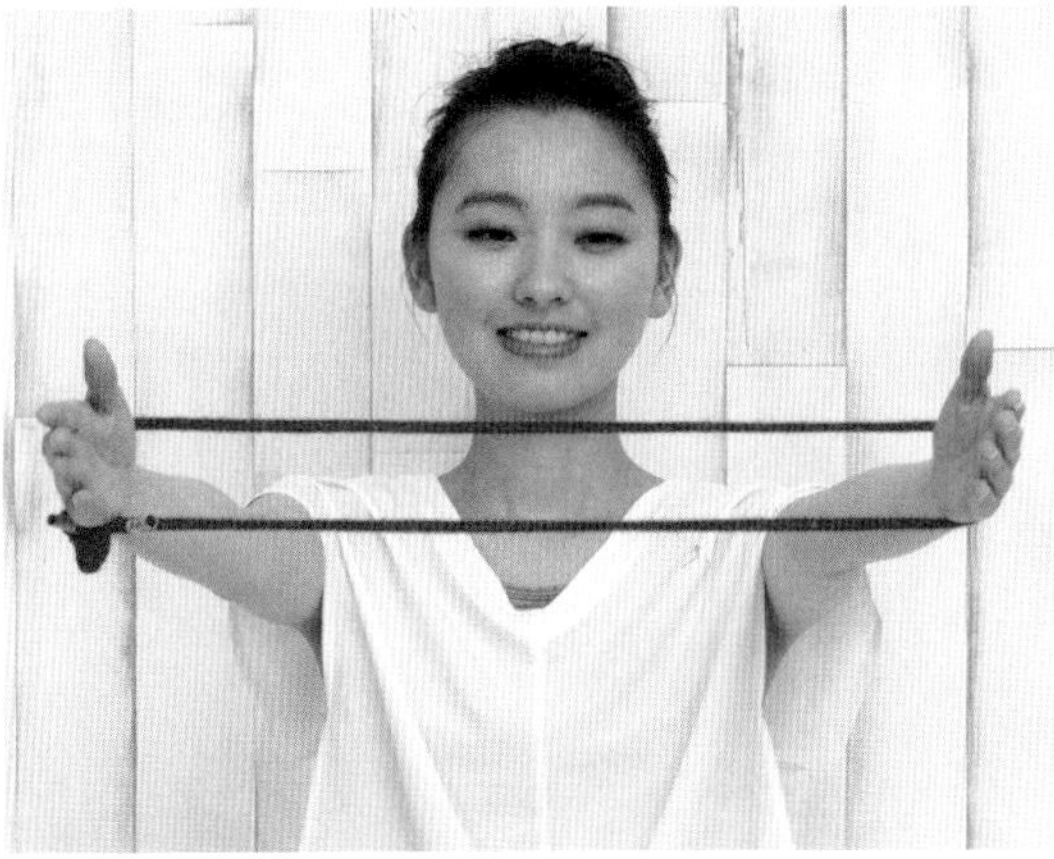

輪は強く張らず、ヒモに体を任せてピンとなるくらいでOKです。

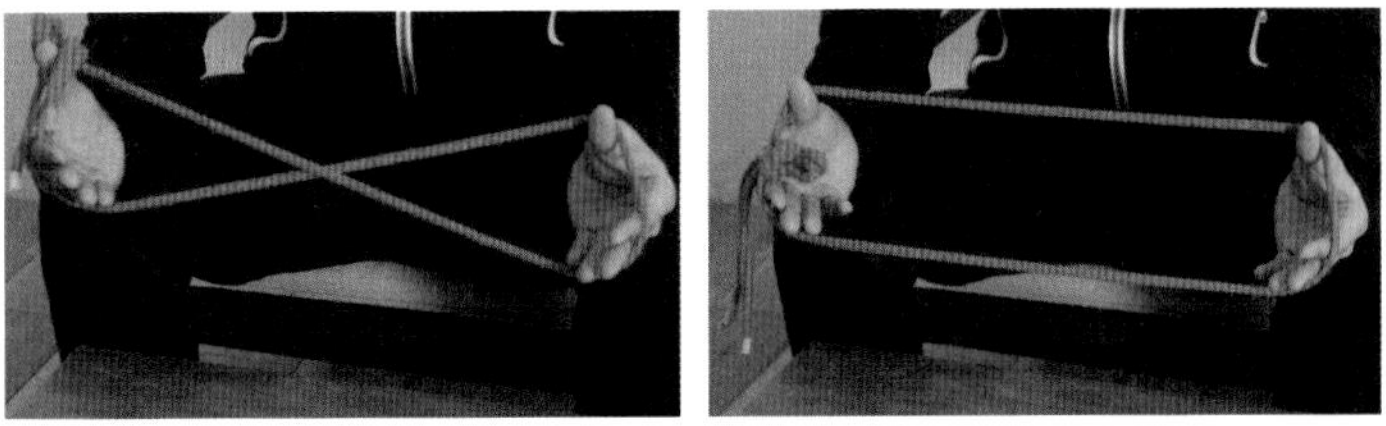

ヒモは輪っか（右）、またはクロス（左）にして使います。

ヒモの結び方は？

結び方は蝶々結びでも片結びでもOKです。ヒモの長さによって使い分けてください。

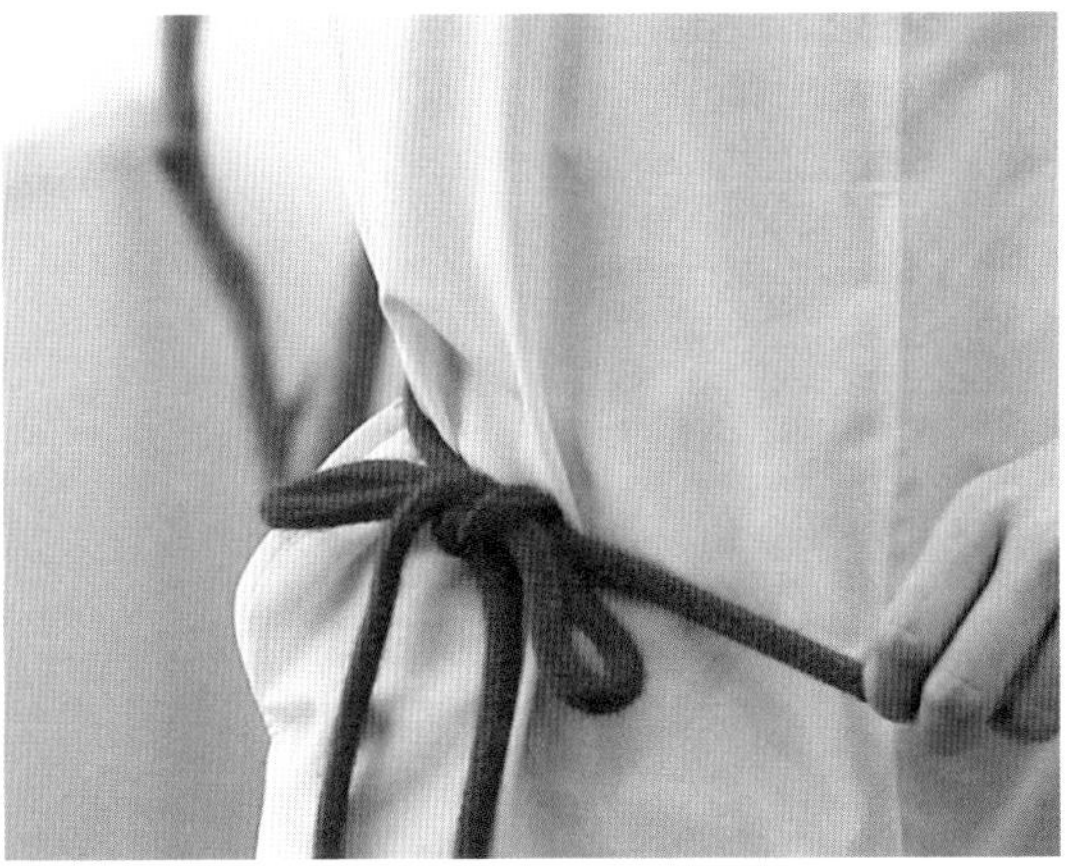

1 手を前後に動かす

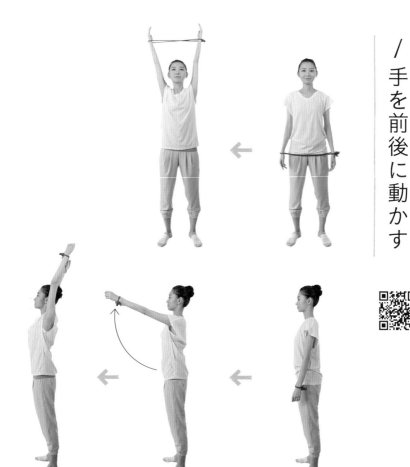

肩幅より少し広めの輪を作り、輪っかまたはクロスにして両手に掛けます。
ヒモが落ちない程度のテンションを掛けたまま、腕を上げます。体の感覚を味わいながら行いましょう。

Point

ここで紹介するエクササイズはすべてヒモをガイドにして動くことで、全身の繋がりを取り戻し、体のアンバランスを解消するものです。肩コリや腰痛をはじめ、バランスの崩れからくる体の不具合に対して効果的です。“少し体が重いな”と感じたらぜひ試してみてください。

2 カラダを左右に回す運動

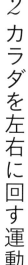

肩幅かそれより少し広めの輪を作り、クロスにして両手に掛けます。手を前に出したまま、左右に体を回します。

回すときに脚が浮かないように注意しましょう。

ヒモの張りをキープしたまま、ゆっくり動きを味わいながら左右行います。

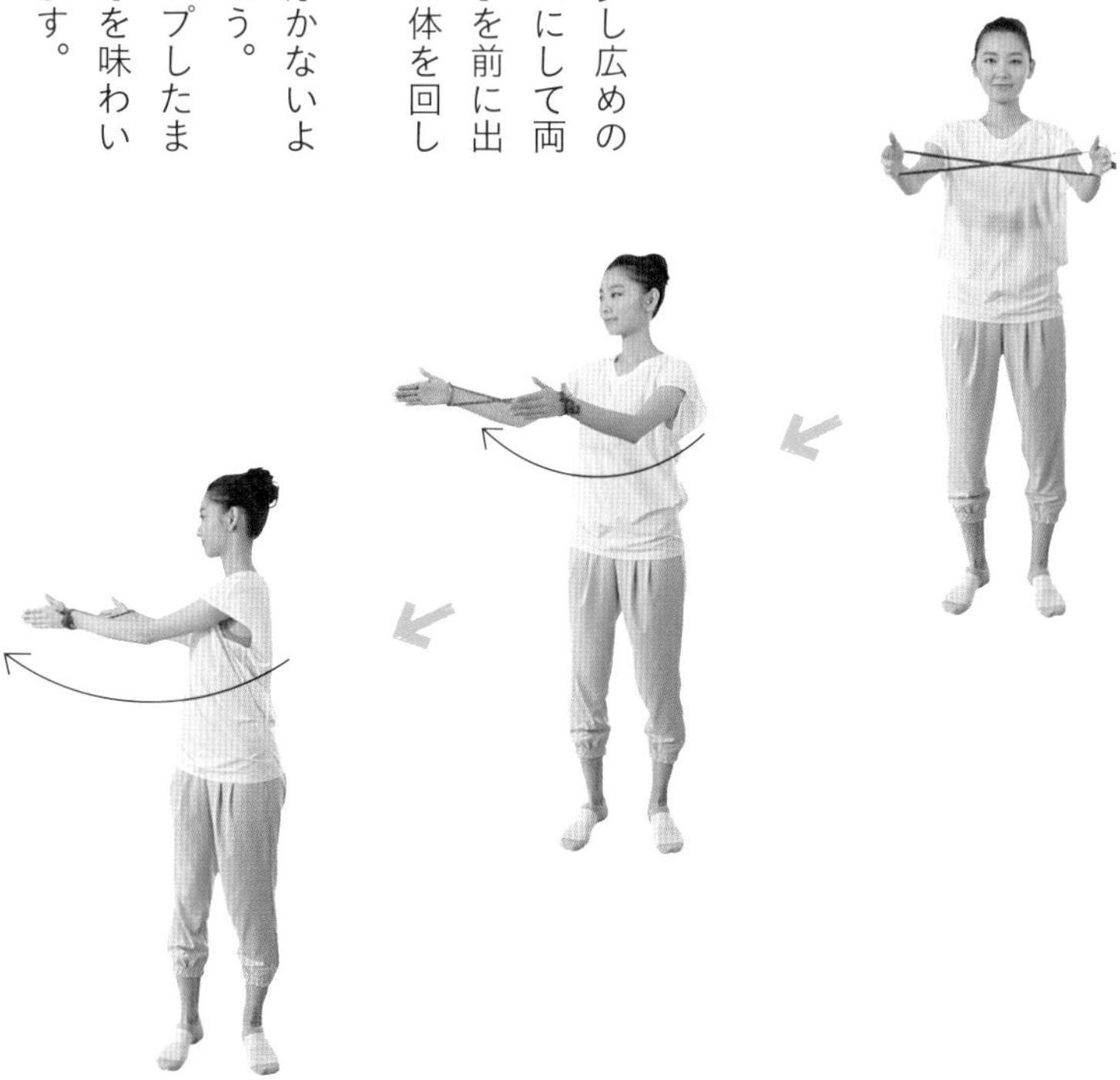

Point

ヒモにテンションを掛けすぎても、緩すぎても効果がありません。「トン」とヒモに体を預けるくらいの感じのテンションで、あとはただヒモに任せて動きます。そうすることで知らず知らずのうちにやっている体の癖から開放され、自分本来のバランスが戻ってきます。

3 背伸び&左右体倒し

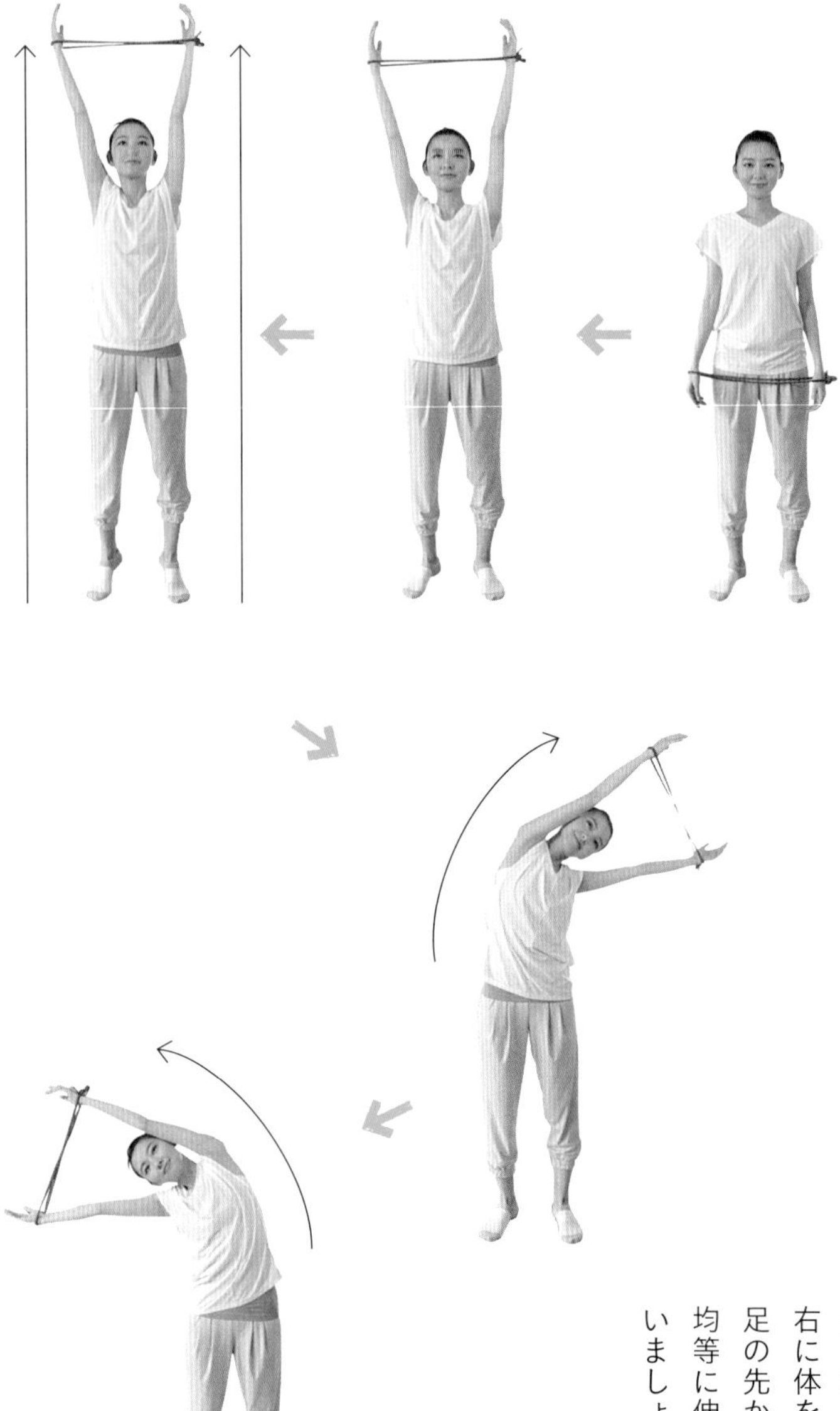

ヒモをガイドにしてゆっくり手を上げ、そのままかかとを上げて背伸をします。伸び上がったところから自然に戻ったら、そのまま左右に体を倒します。

足の先から手の先まで体が均等に伸びるイメージで行いましょう。

4 手首まわし

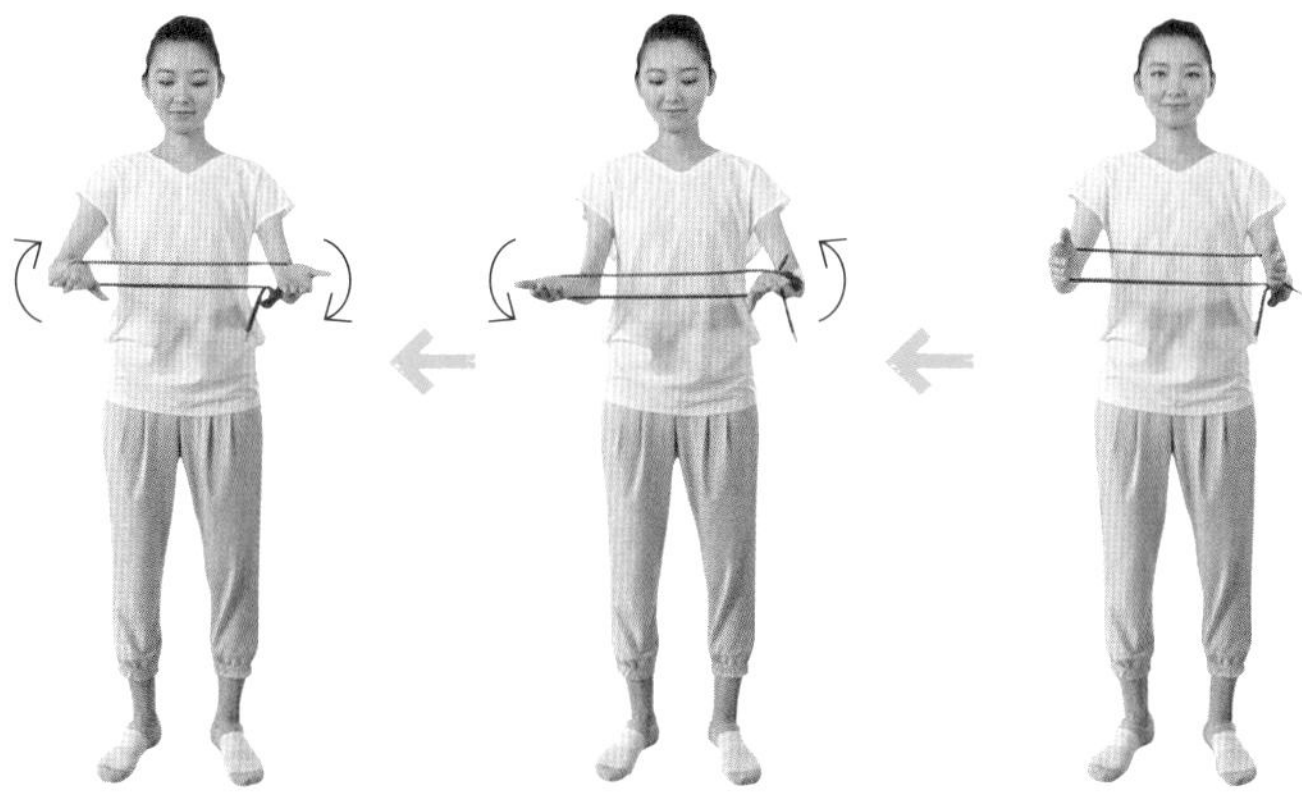

肩幅くらいで結んだ輪を手首に掛けて回します。ちょうど滑車が回るように、左右の手首が連動して回ります。無駄な力が抜けて肩や背中が楽になります。

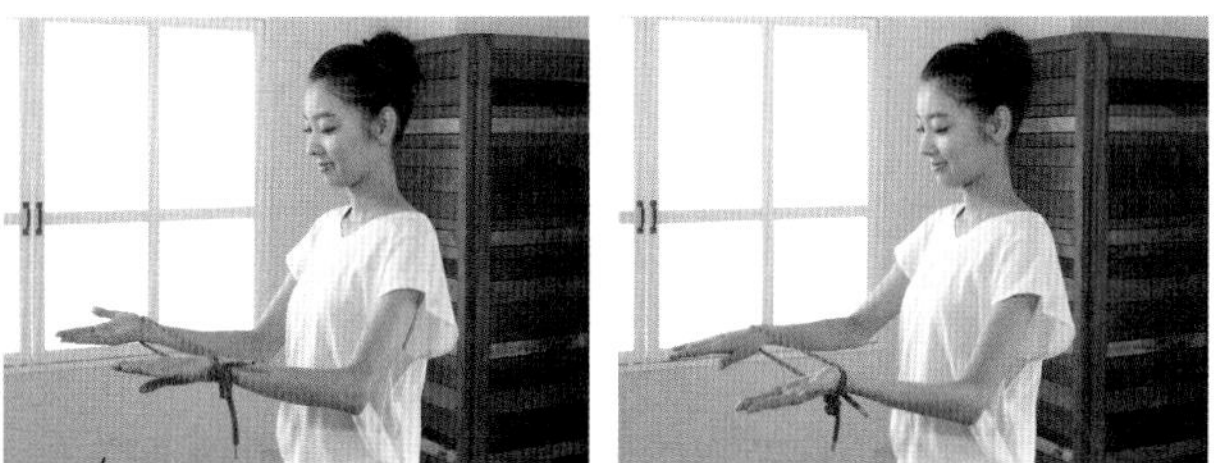

肩が楽に
なっていく！

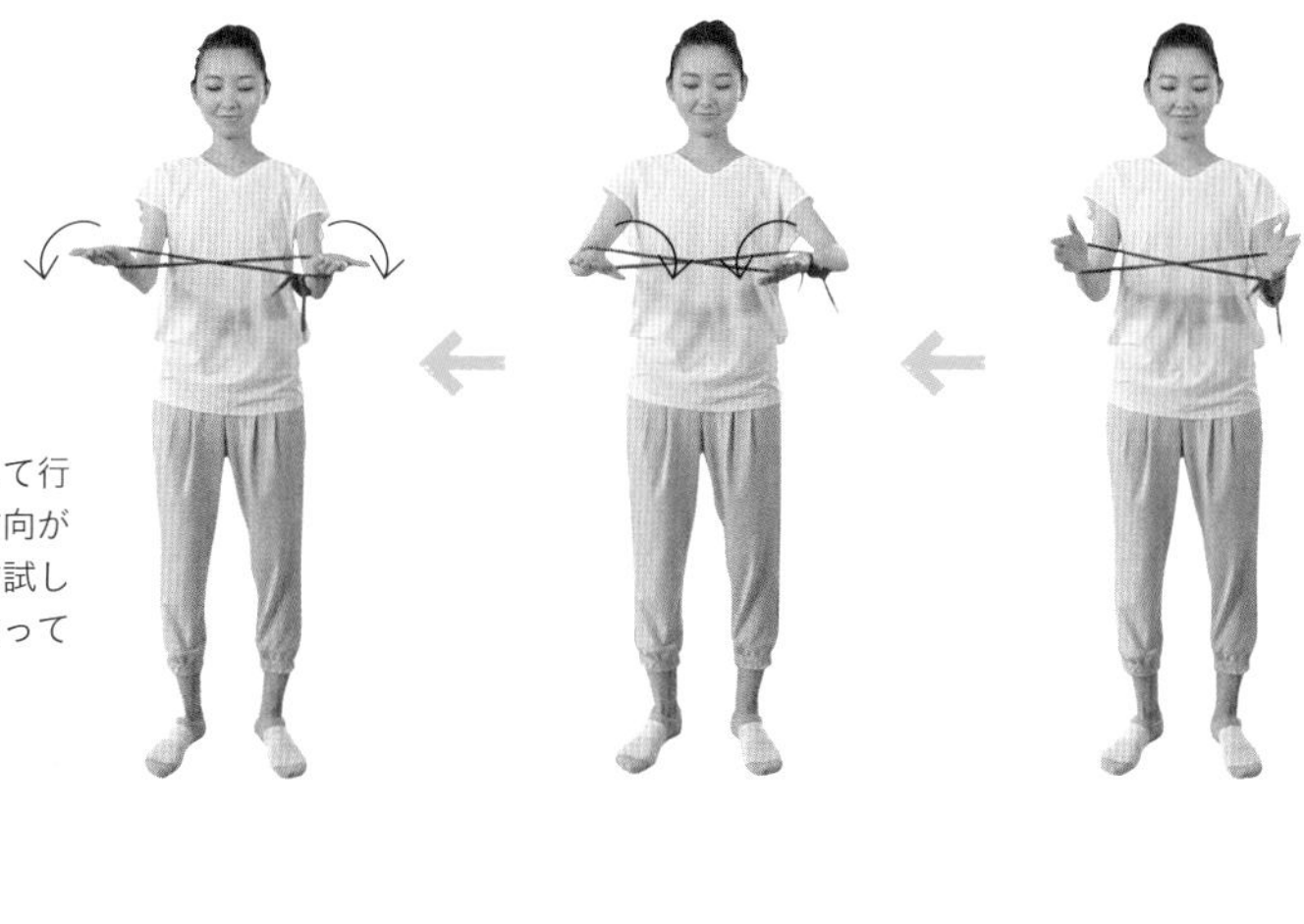

ヒモをクロスにして行うと手首の回転方向が変わります。両方試してその違いを味わってください。

5 前後ブラブラ

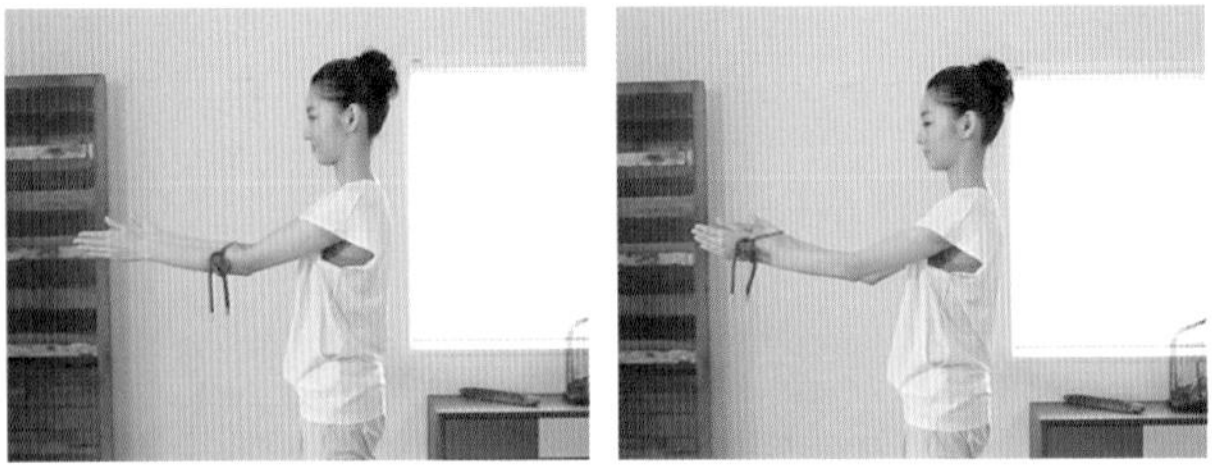

ヒモの位置は手首でも肘でもOKです。やりやすい場所に掛けましょう。

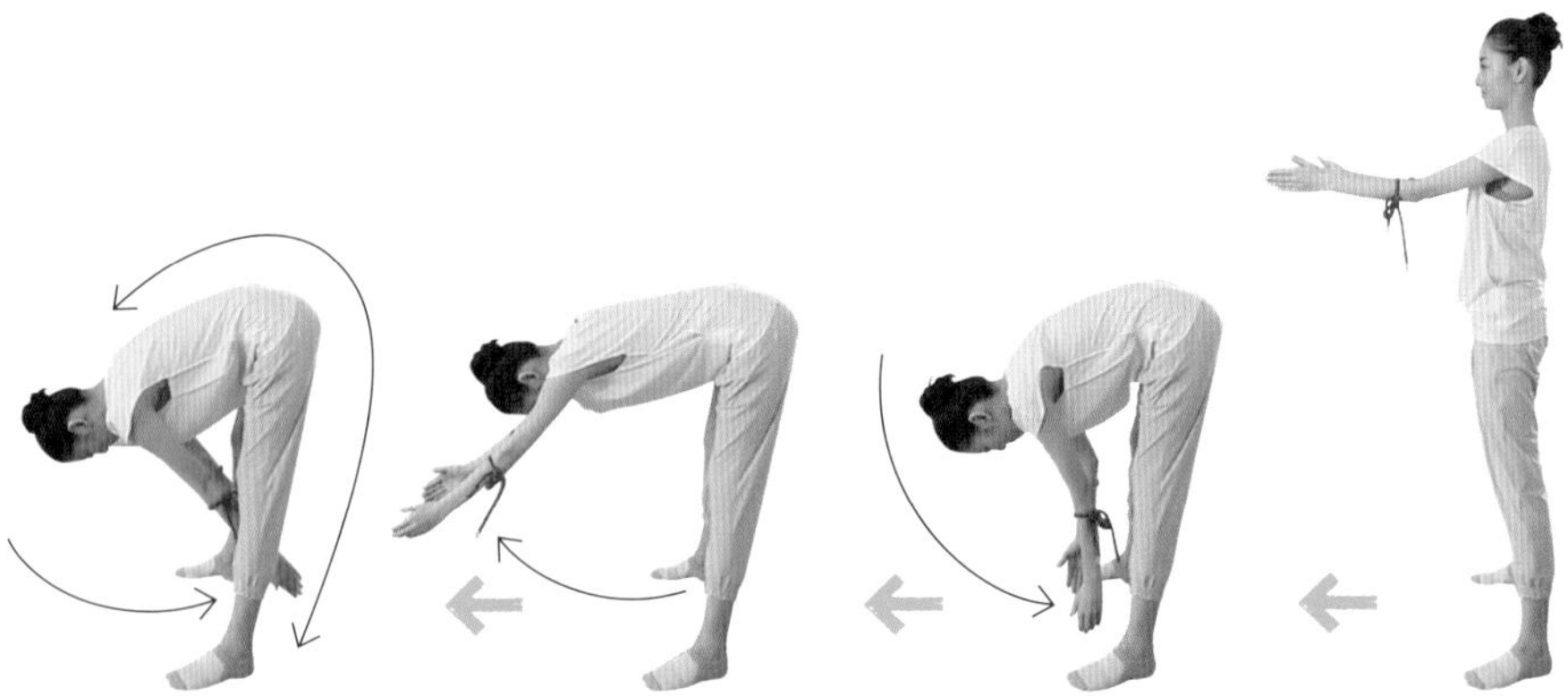

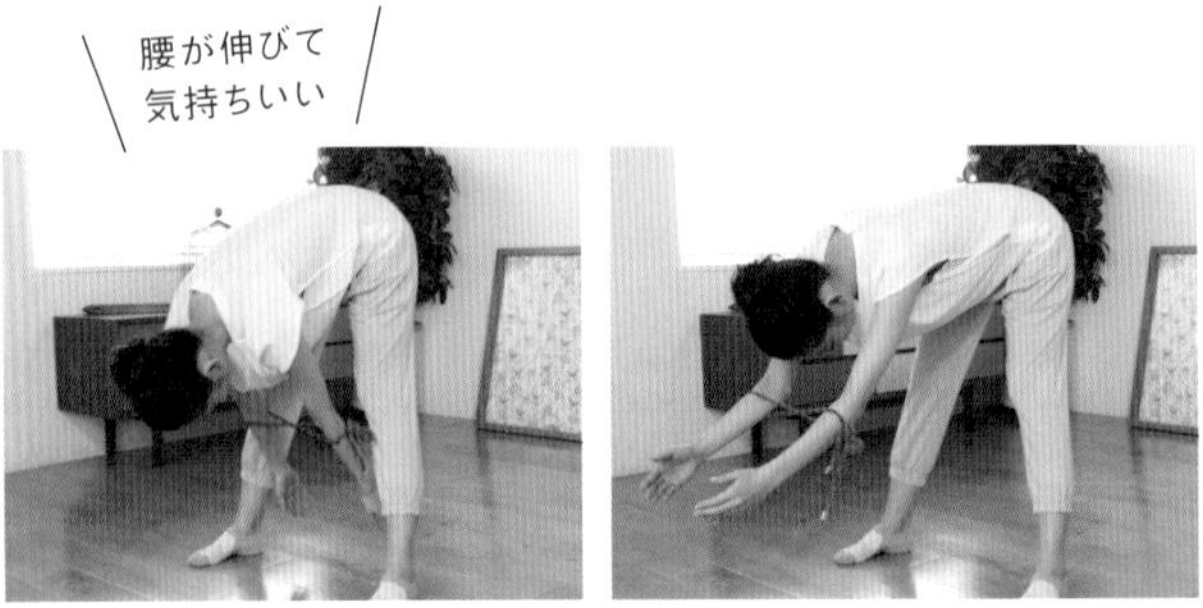

足の開きを少し大きめにして行います。ヒモに任せてゆっくりブラブラさせると、肩の力が抜けて、背中が伸びます。膝は軽く曲げてもOKです。

6 後ろからの腕上げ

ヒモをクロスの輪で肩幅より広くして、背中側で両手首に掛けます。ヒモのテンションをキープしながらゆっくり前傾します。このとき膝は曲げてもOKです。肩や背中が凝っている人にお勧めです。

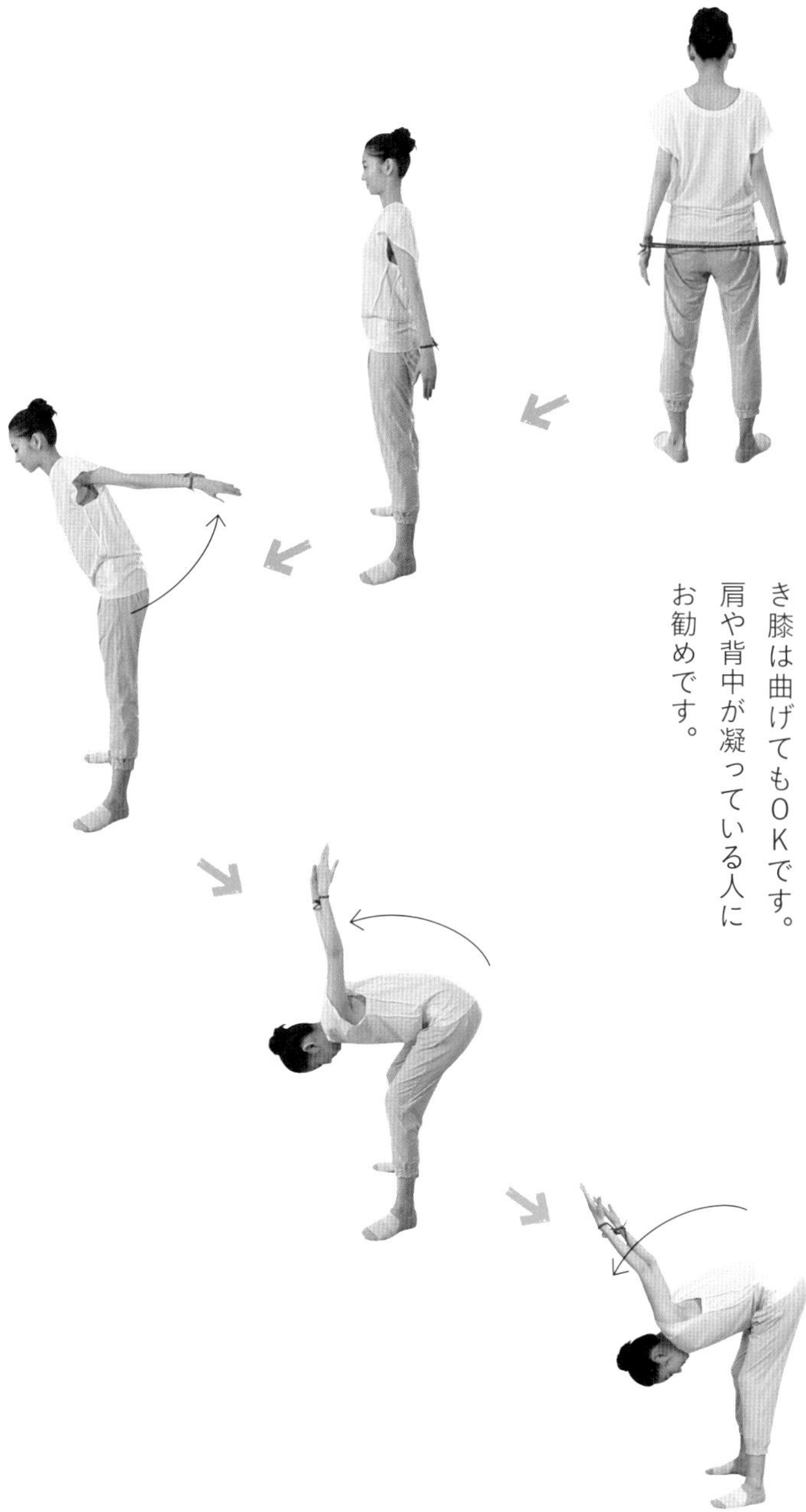

7 ヒモトレバック

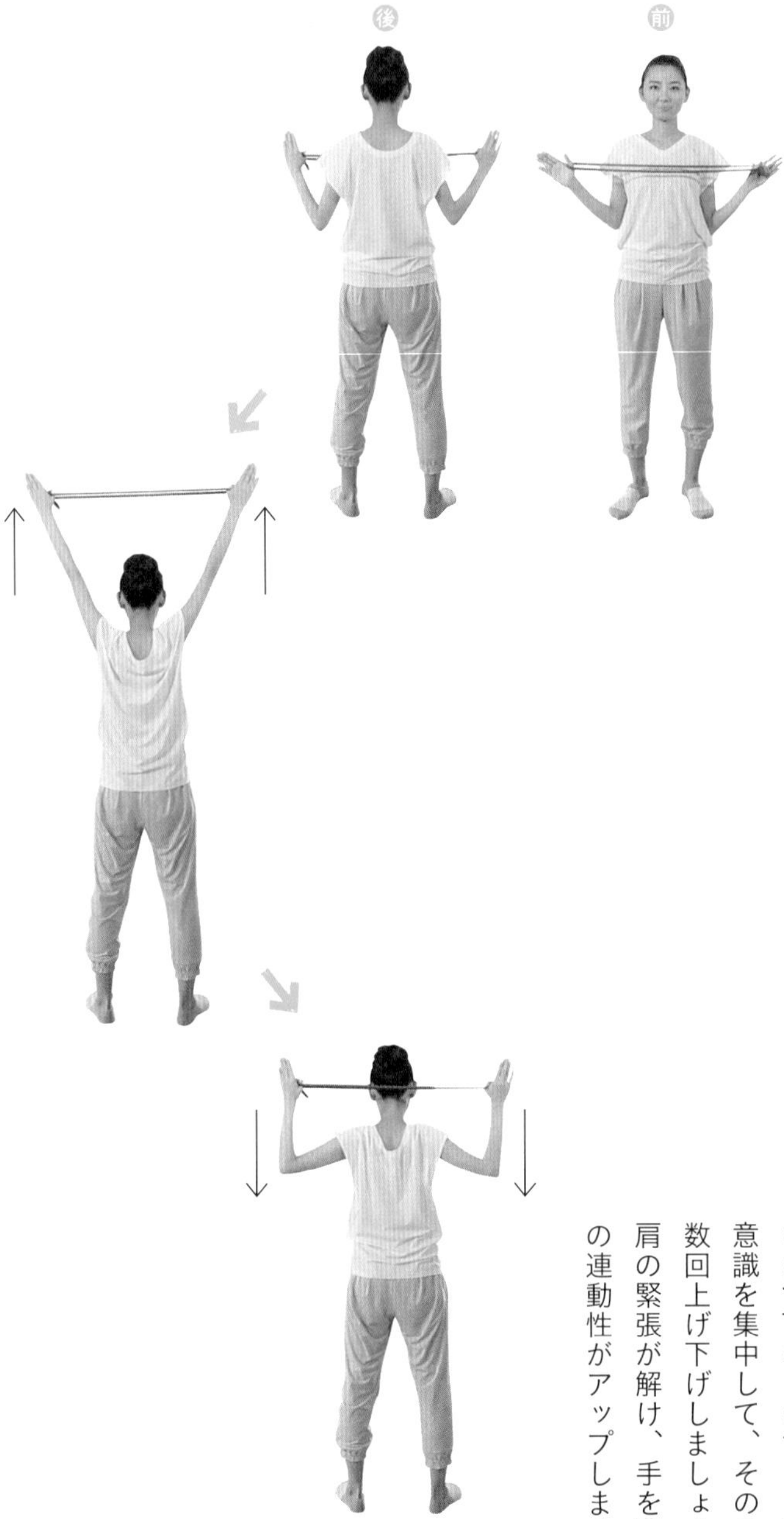

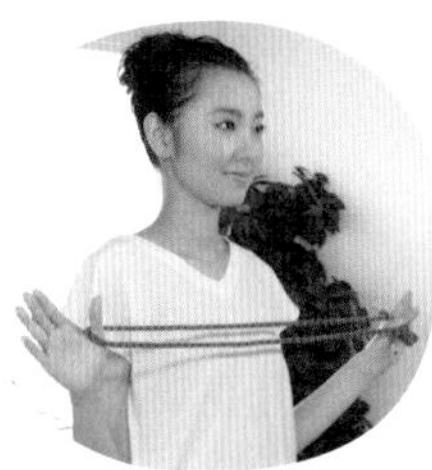

ヒモは肩幅の2倍くらいの広さから、親指に掛けた状態から始めます。ヒモの張りをキープしたまま背中側で上から下へ、肘を肩の高さまで下ろします。ヒモに意識を集中して、そのまま数回上げ下げしましょう。肩の緊張が解け、手を背中の連動性がアップします。

8 腕の前後運動

この運動は上半身のコンディションを整えます。
輪の大きさは肩幅ぐらい。
掛け方は輪でもクロスでもOKです。胸の前からヒモに任せて腕を前後に動かします。
5回〜10回程度を目安に、楽に行ってみてください。

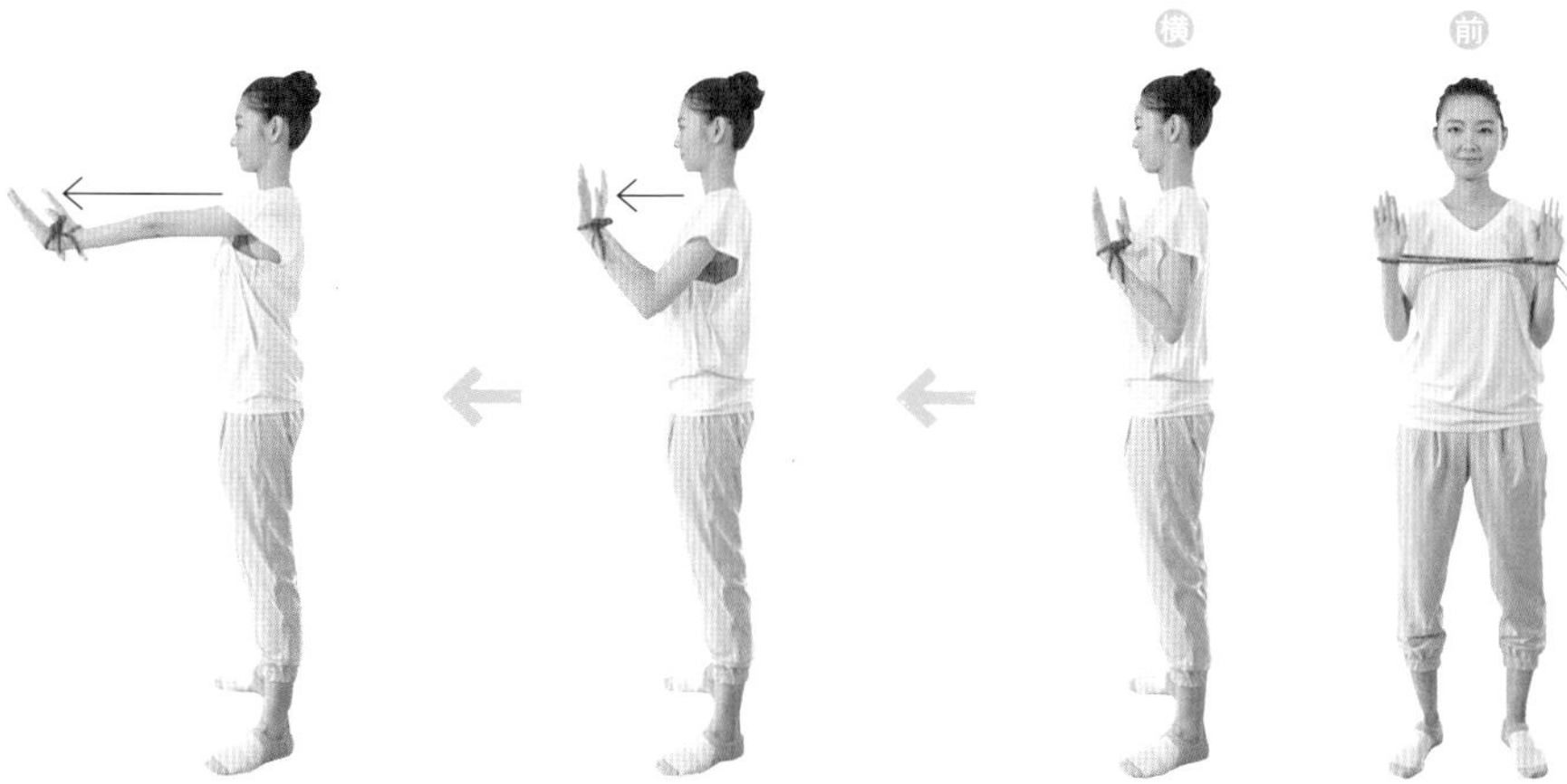

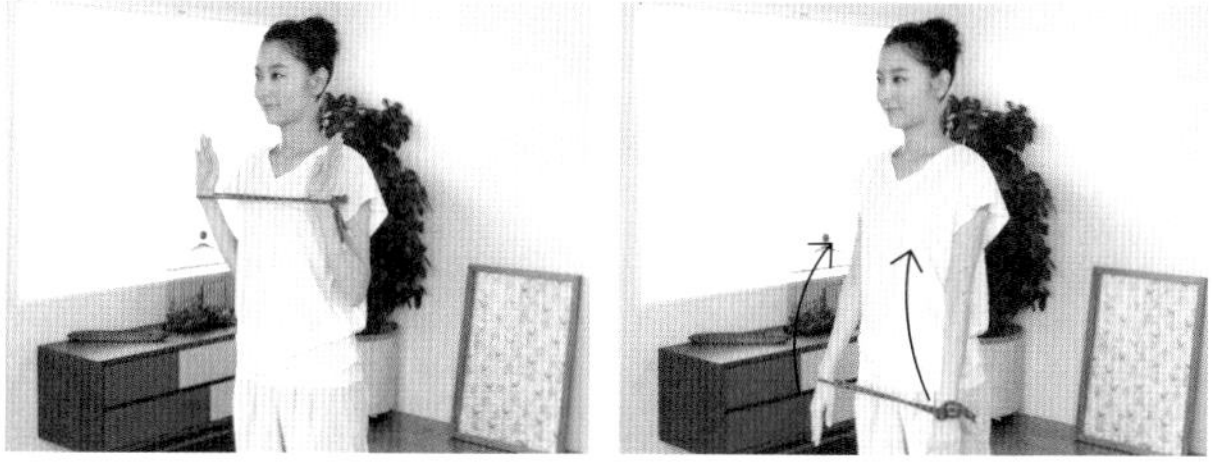

肩が辛い人は、下から胸の前に持ってくる動きでもOKです。

9 脚の曲げ伸ばし

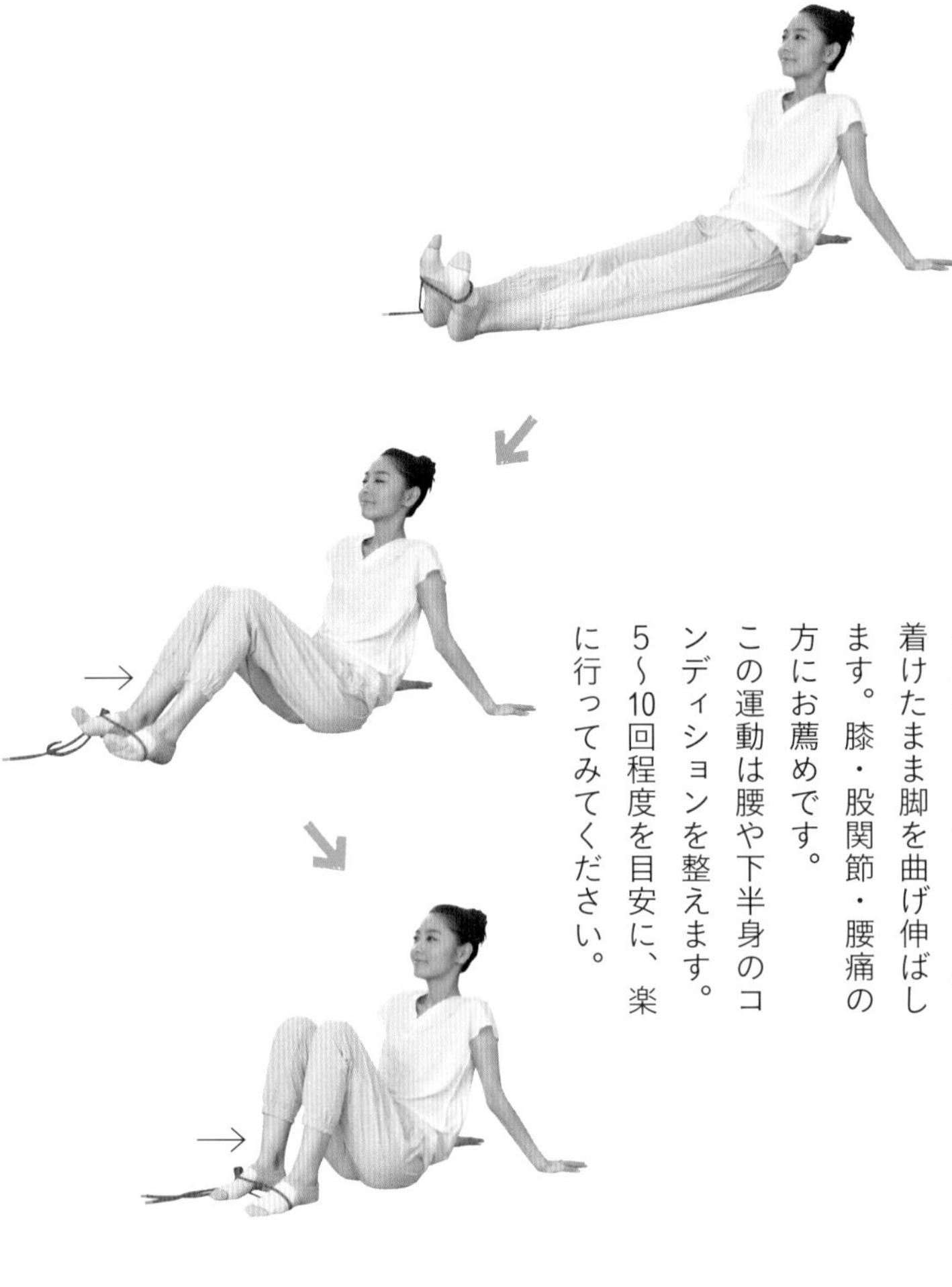

輪の大きさは膝幅くらい。足の甲の奥に掛け、脚を伸ばして、手を楽な位置に置きます。ヒモのテンションをガイドに、かかとを床に着けたまま脚を曲げ伸ばします。膝・股関節・腰痛の方にお薦めです。
この運動は腰や下半身のコンディションを整えます。5〜10回程度を目安に、楽に行ってみてください。

上の写真の姿勢が出来ない方は、仰向けで行ってもOKです。

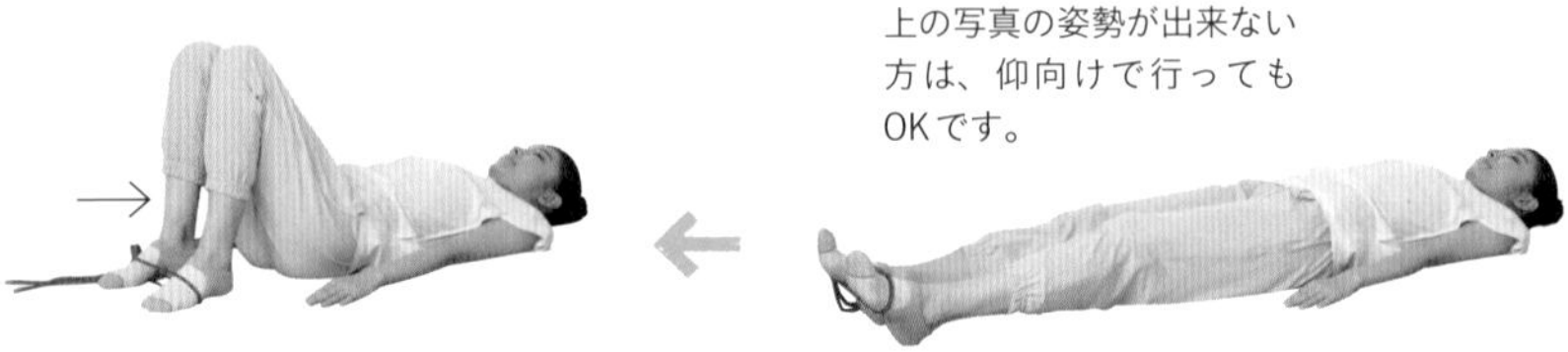

ゆるく巻くだけでOK、〝ヒモ巻き〟

ここではヒモを着けたままで、
普段の生活で役に立つ、
〝ヒモ巻き〟を説明します。
大事なことはヒモをゆる〜く巻くこと。
それだけで、体は自然に目覚めます。

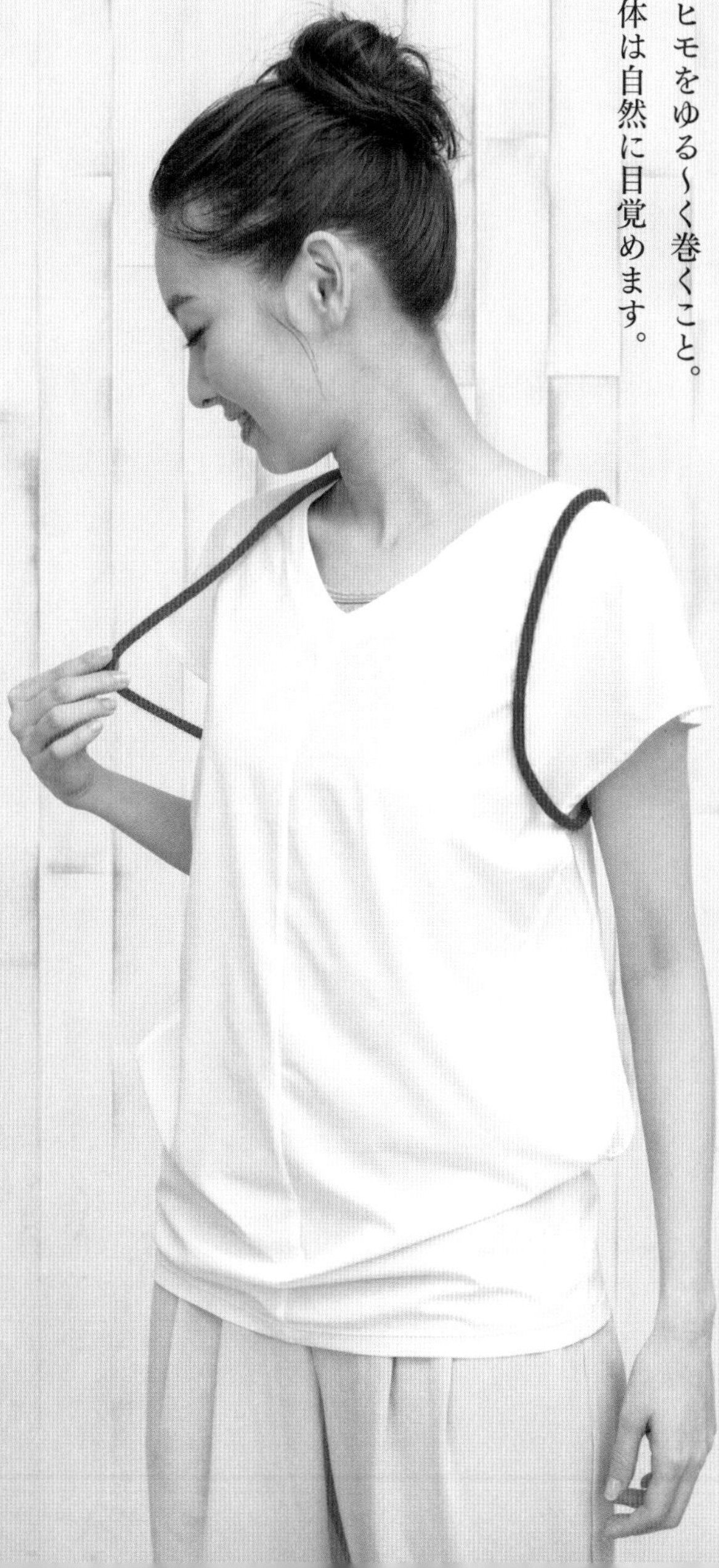

ゆるく

1 おへそ巻き

おへそを基準にヒモを巻きます。両手の親指が余裕で入るくらい、ゆるく巻くのがポイントです。ヒモを巻くことで体がまとまり、重い物が、より軽く持てます。

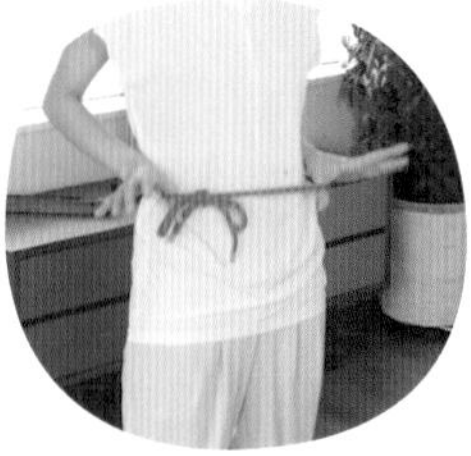

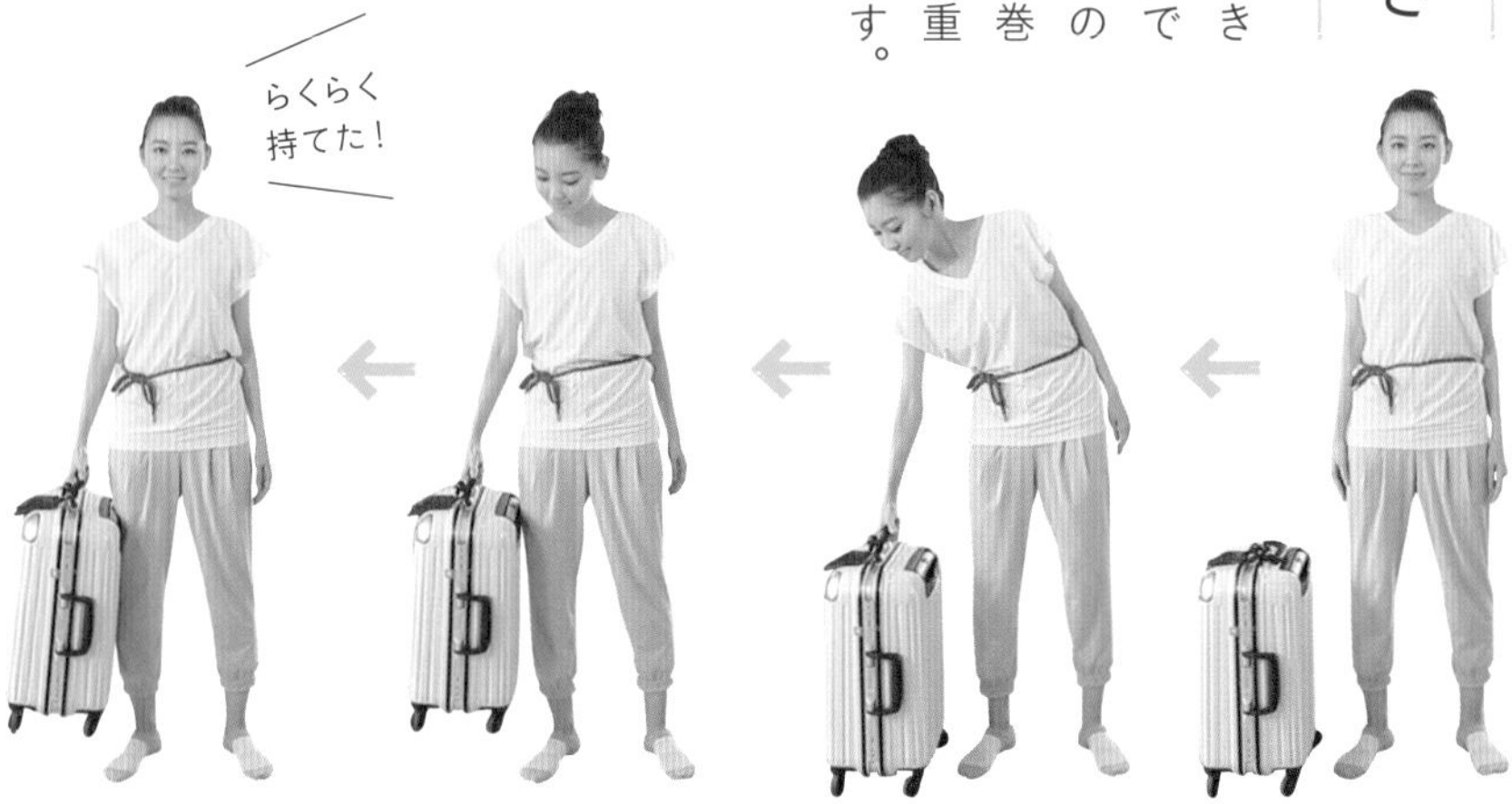

ゆるく

2 胸巻き

胸の高さに脇の下を通してヒモをゆるく巻きます。これだけで自然に呼吸が楽になります。

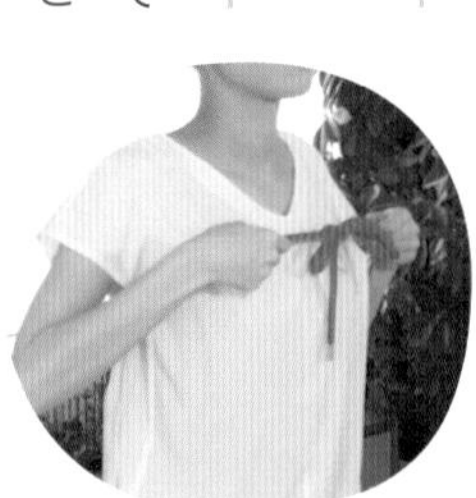

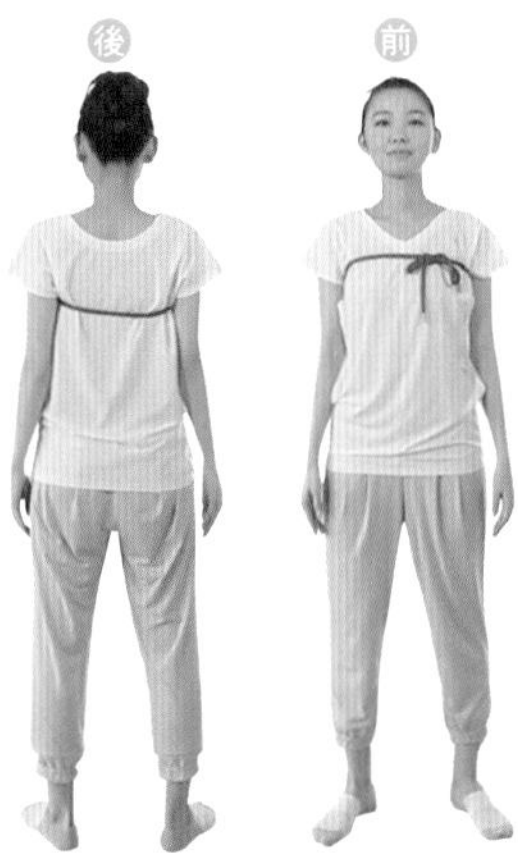

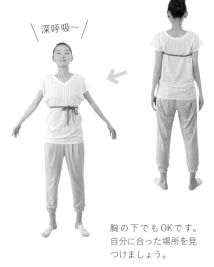

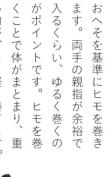

胸の下でもOKです。自分に合った場所を見つけましょう。

3 脚ヒモ

ヒモ巻き

ヒモはお尻の下から、鼠径部の高さへ巻きます。左右どちらかの脚に結び目が来るように、しっかり結びます。足踏みをして脚が楽に上がったらOKです。歩きや階段の上り下りが楽になるほか、ランニングなどにも活用できます。

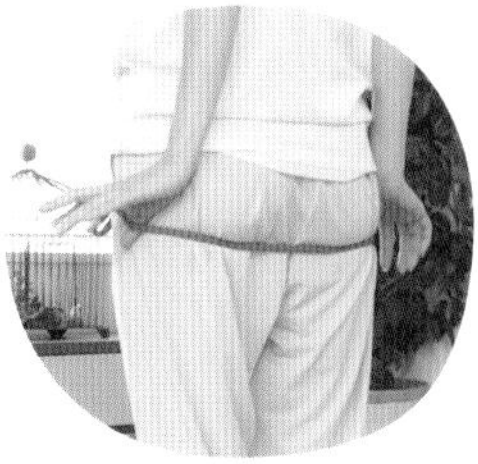

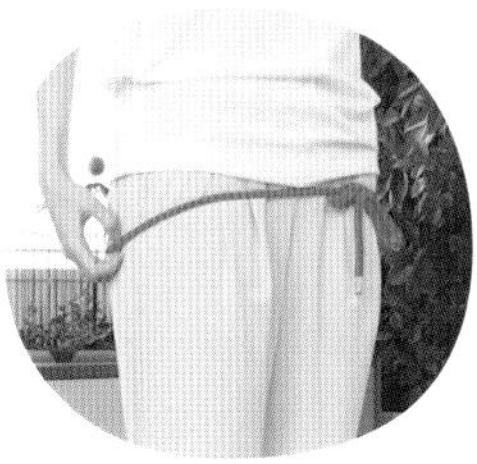

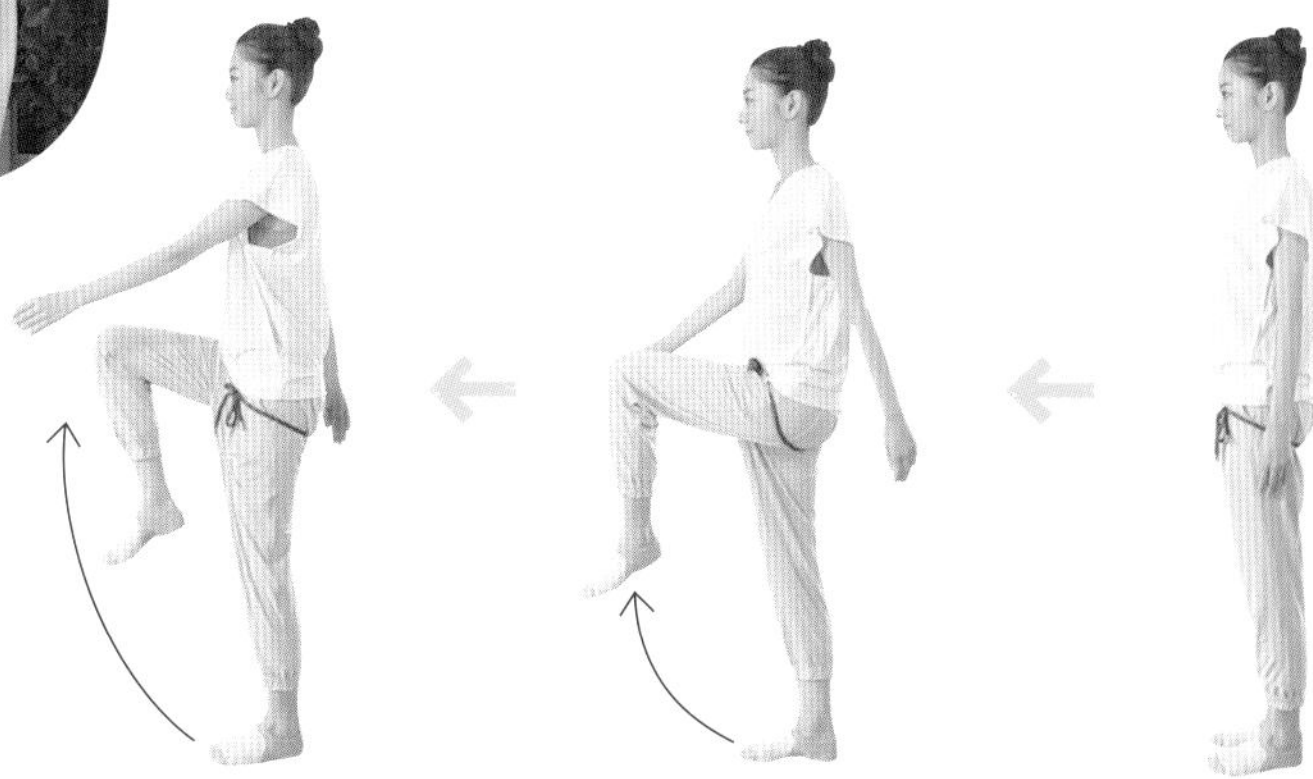

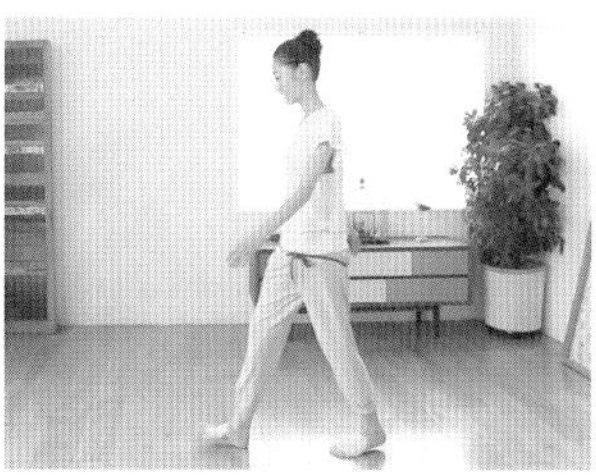

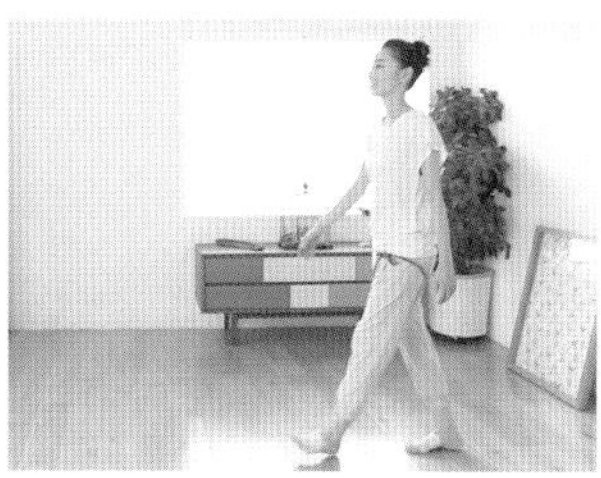

point

脚ヒモは他のヒモ巻きと違い、しっかり結ぶことがポイントになります。ヒモが食い込んで痛く感じるときは、腰ヒモやスカーフ・ストールなどでもOKです。

ゆるく

4 たすきがけ

たすきがけもゆるくがポイントです。最初に大きな輪を作り、これを胸の前でクロスにし、クロスの部分を持ってゆっくり背中側へ持っていきます。

わきの下に余裕があるくらいにゆるさを調節して完成。

肩が軽くなるほか猫背の人にもお薦めです。

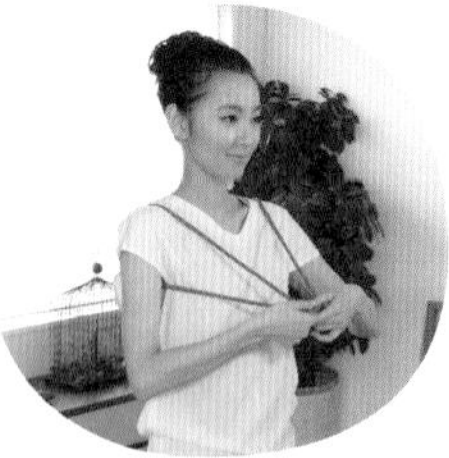

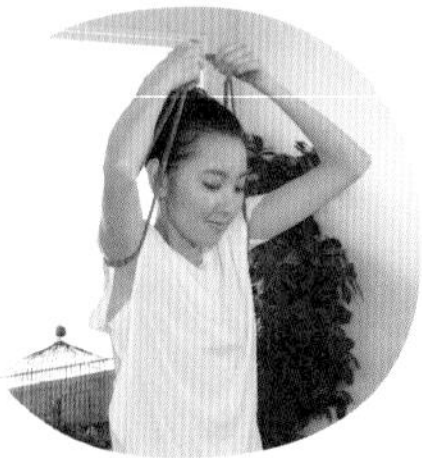

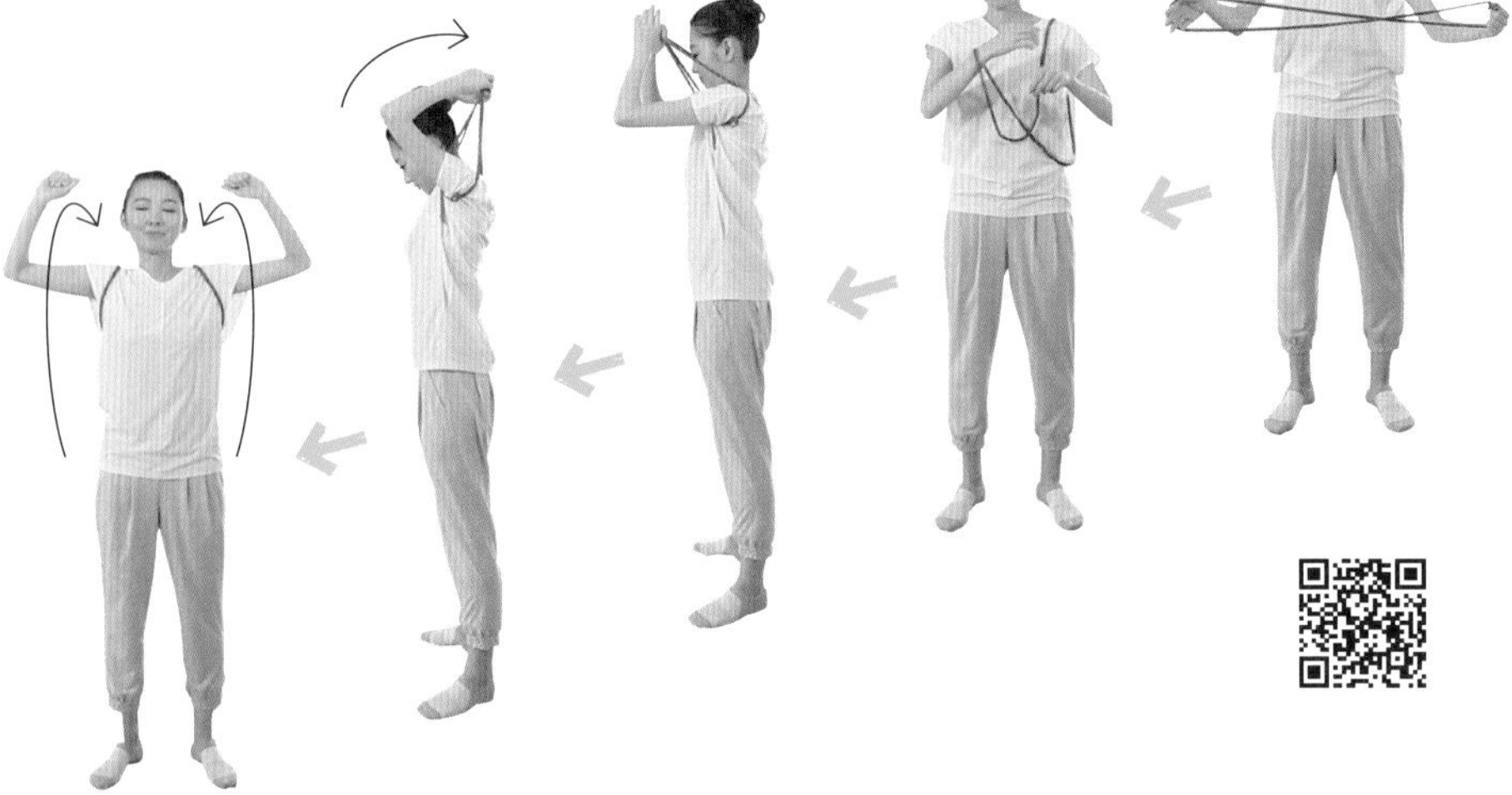

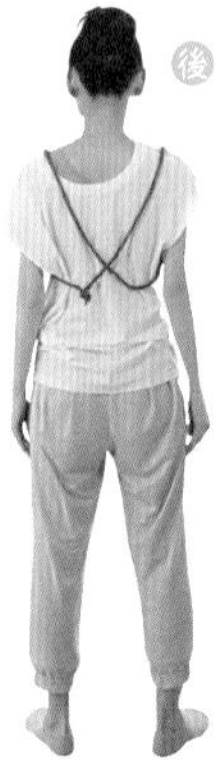

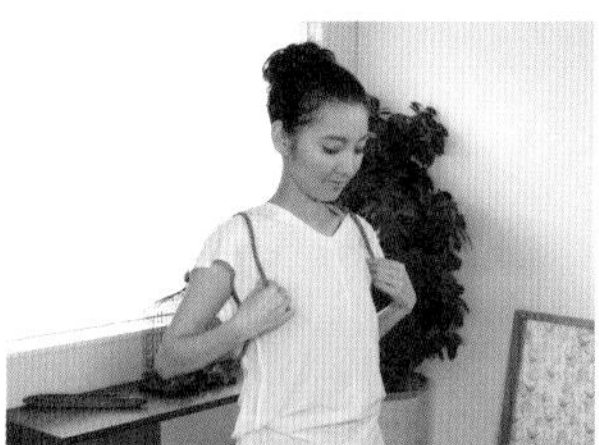

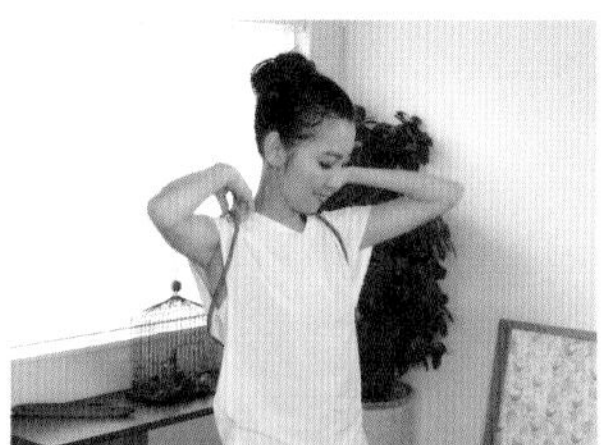

ヒモ任せ

5 デスクワークでヒモトレ

デスクワークのときに、ヒモを肘や肩、たすきにすると、肩や肘が軽く、楽になります。輪の大きさは落ちてこない程度でOKです。

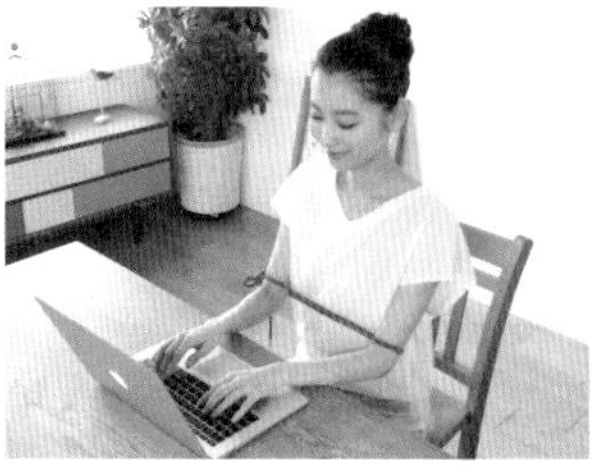
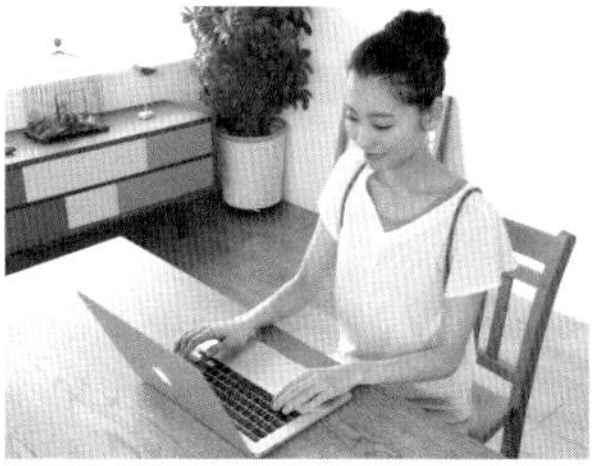
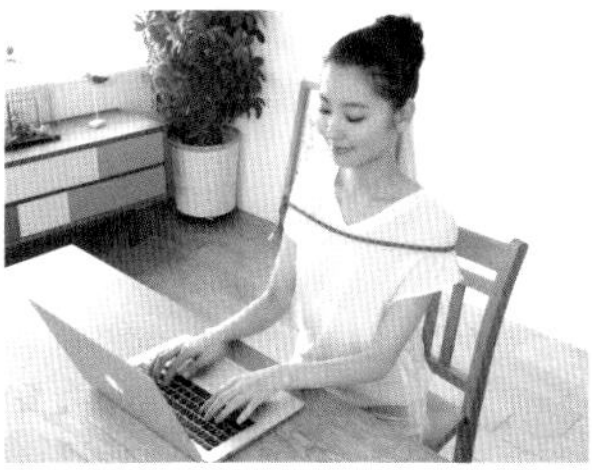

肘に掛ける場合は、クロスにしてもいいでしょう。

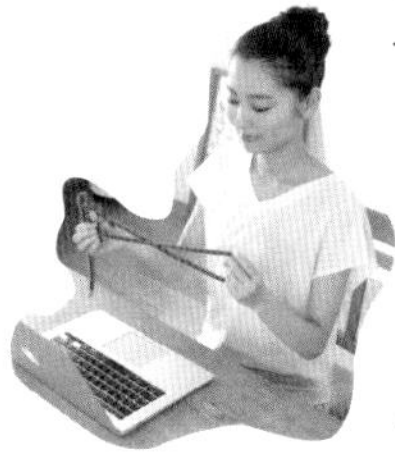
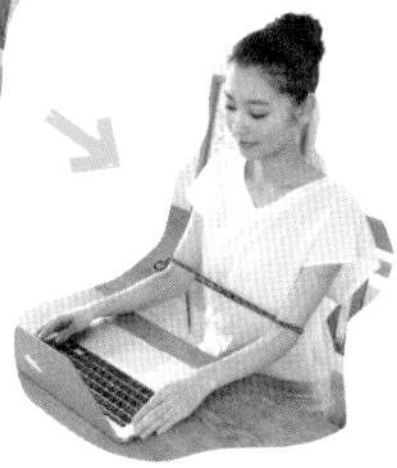

ヒモ任せ

6 膝巻き

膝の上にヒモを巻き、体をヒモに任せて力を抜きます。自然に姿勢が良くなり、体も楽になります。正座やあぐらにも使えます。

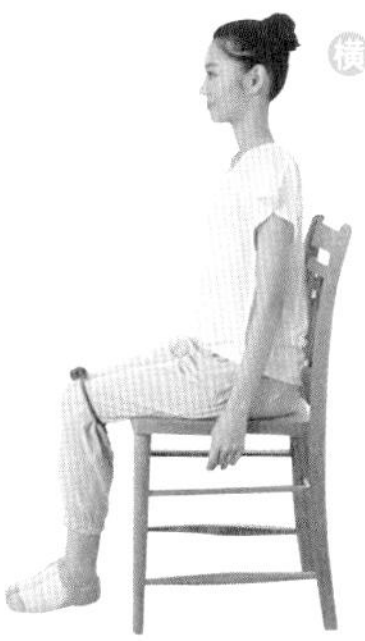

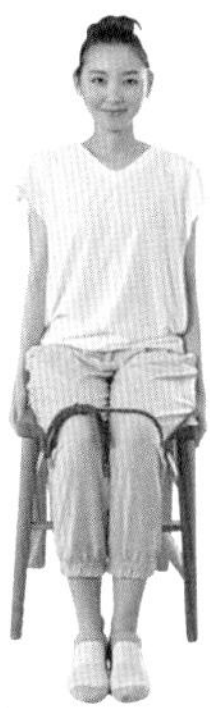

あぐらのときはクロスでもOKです。

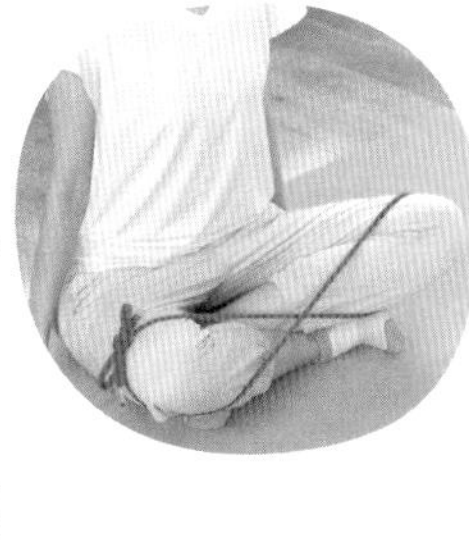
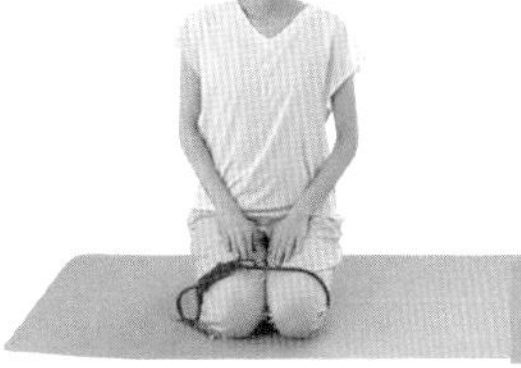
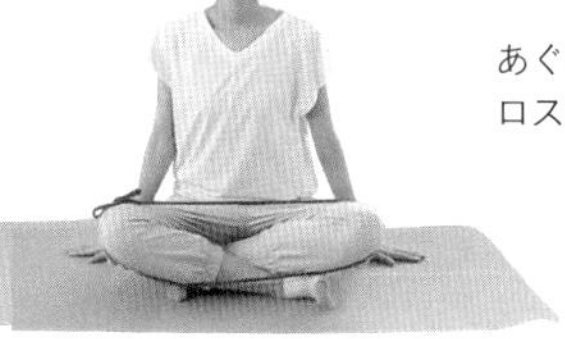

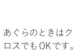

ヒモ任せ

7 足首

足首にヒモを巻くことで椅子に座ることが楽になります。ヒモはくるぶしの下くらいに巻いてリラックス。新幹線や飛行機での長時間の移動の際にお薦めです。

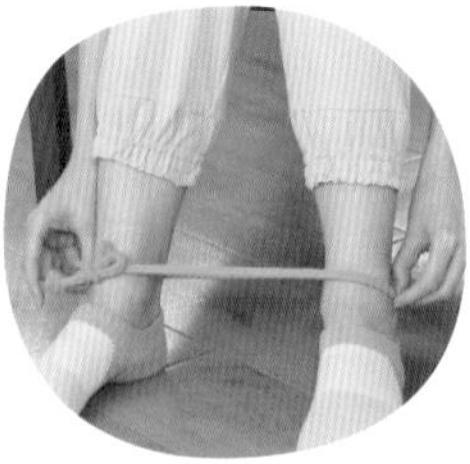

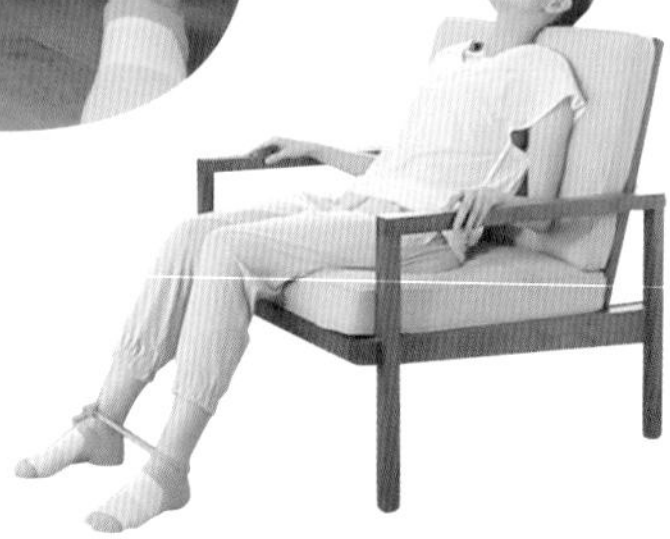

ゆるく

8 ハチマキと烏帽子巻き

首や肩コリが楽になります。いずれも必ずゆるく巻いてください。目の疲れを軽減しますので、長時間のデスクワークや読書にもお薦めです。

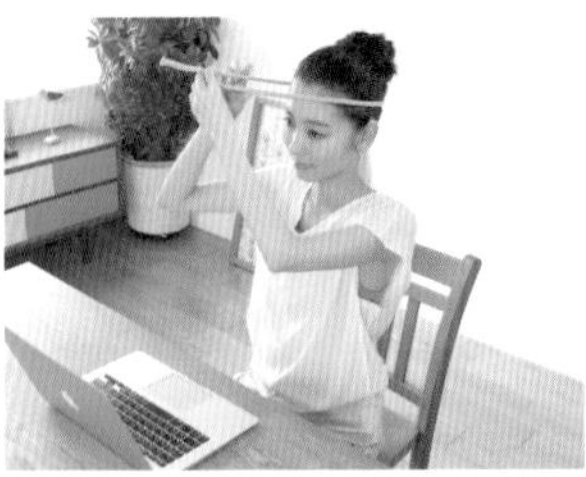

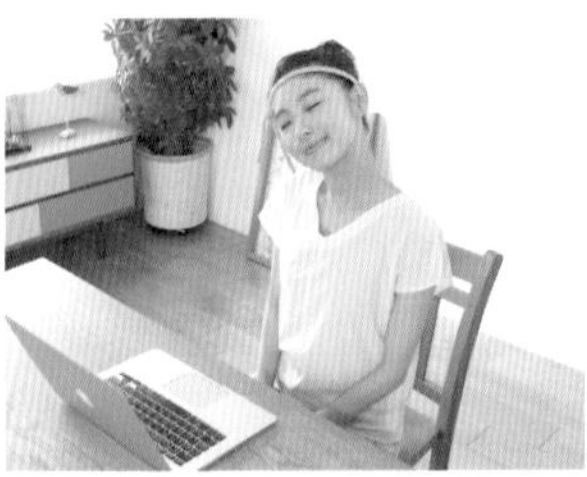

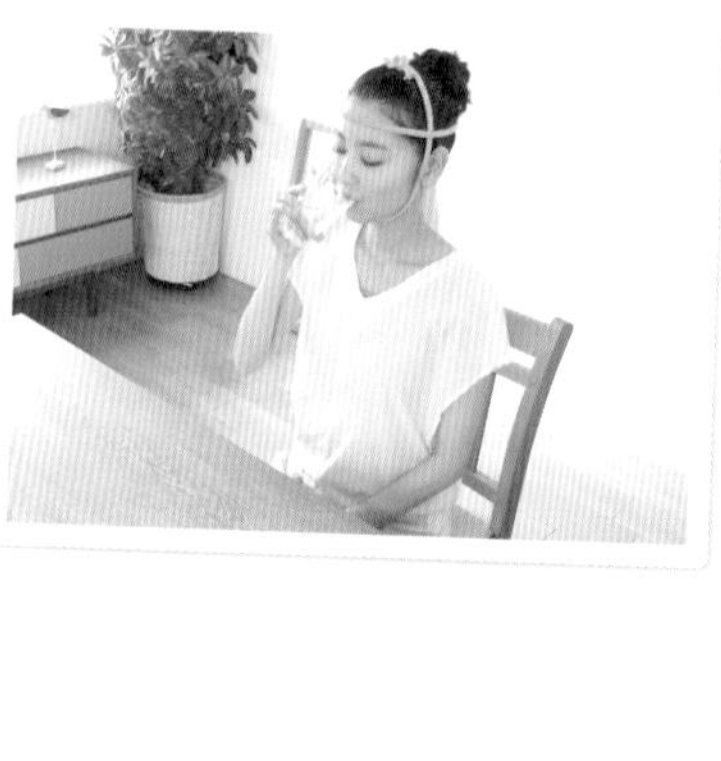

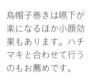

烏帽子巻きは嚥下が楽になるほか小顔効果もあります。ハチマキと合わせて行うのもお薦めです。

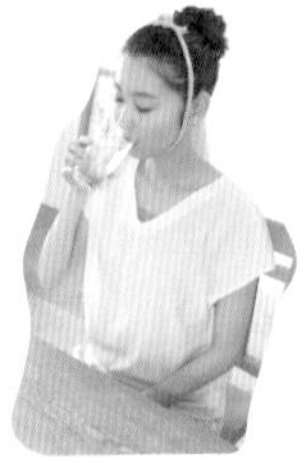

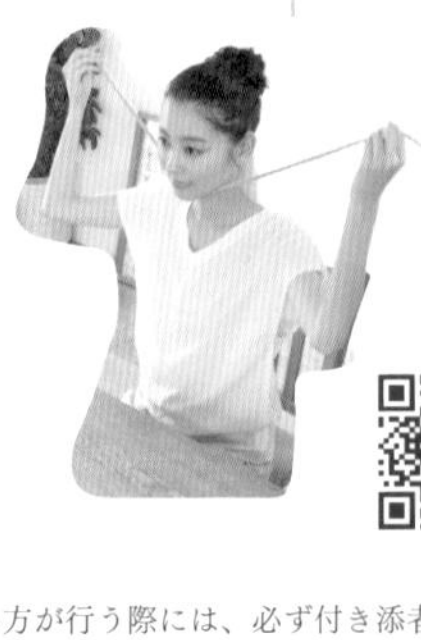

※高齢者や障がいをお持ちの方が行う際には、必ず付き添者の同伴が必要です。席を外すときは、ヒモを外すように注意してください。

ゆるく

9 就寝時のヒモトレ

就寝時にお腹にヒモを巻くと眠りが快適になります。おへそ周りにゆるく巻くのがポイントです。脚ヒモで寝ても良いでしょう。寝返りが打ちやすくなります。

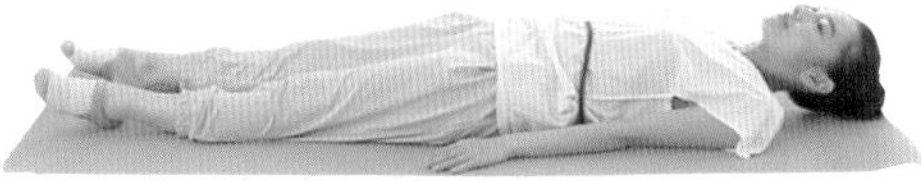

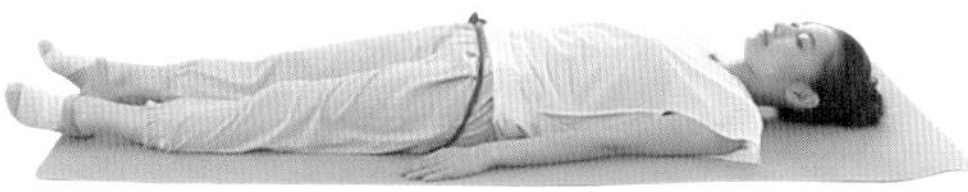

ヒモ任せ

10 長座でヒモトレ

脚を伸ばして座る長座で、足首にヒモを巻くのもお薦めです。

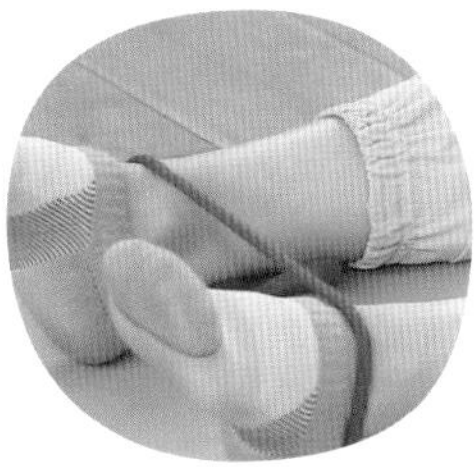

腰がラクラク～

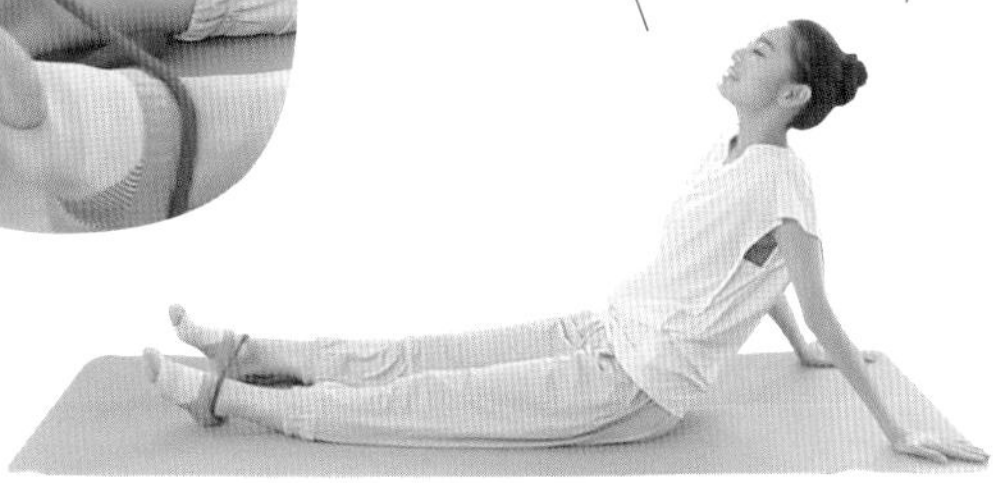

point

ここで紹介しているものはどれも一番基本的なものです。ですから着け方や巻き方、巻く場所など色々工夫してみてください。大事なことはヒモを強く張ったり、キツく巻かないこと。ゆるさに導かれて聞こえてくる体の声に耳を澄ませてみてください。

まとめ

part 3

可能性は無限大!

専門家が語る、ヒモトレの魅力と可能性

ヒモトレは既に様々なジャンルに広がりつつあります。
ここでは、実際にヒモトレをそれぞれの現場で使っている
専門家の方々にお話しを伺いました。
カラダを繋げてくれるヒモは、人もまた繋げてくれています。

アンチエイジング

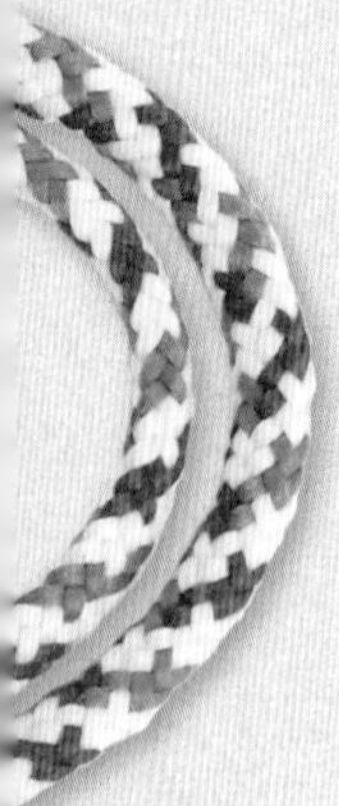

書

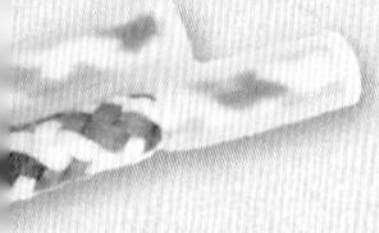

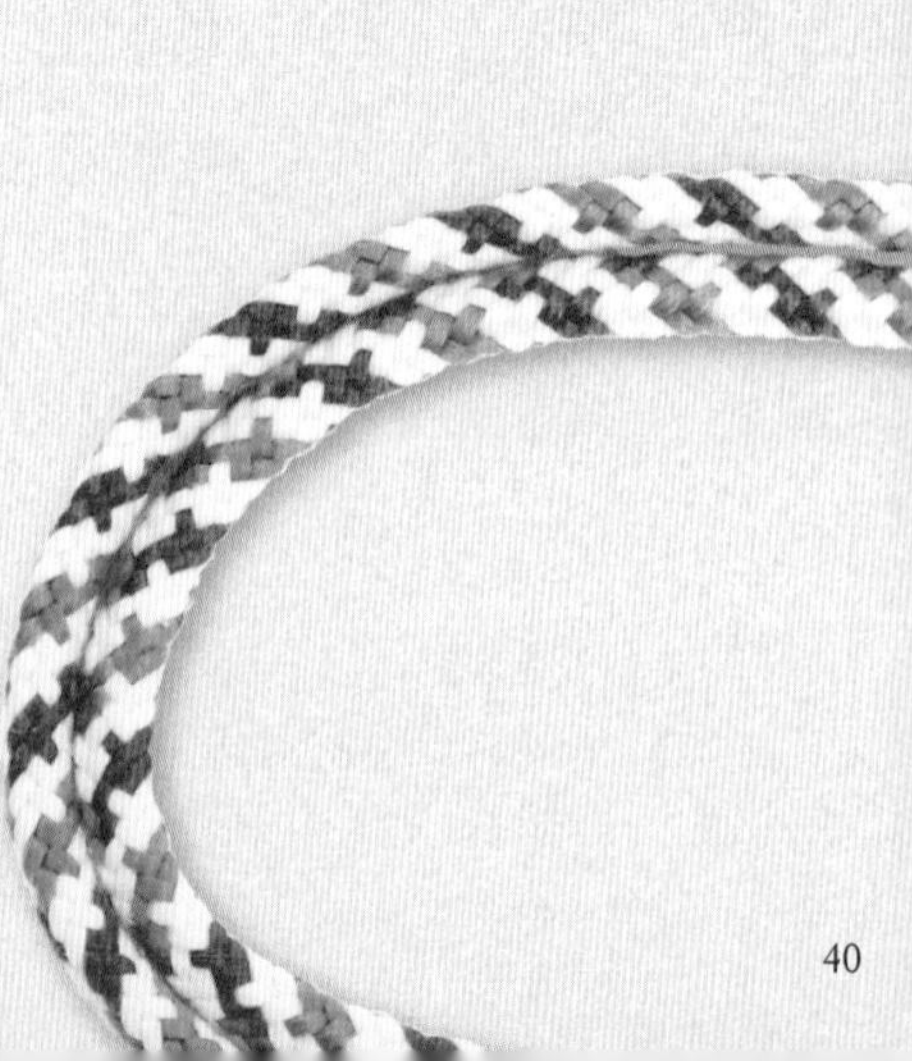

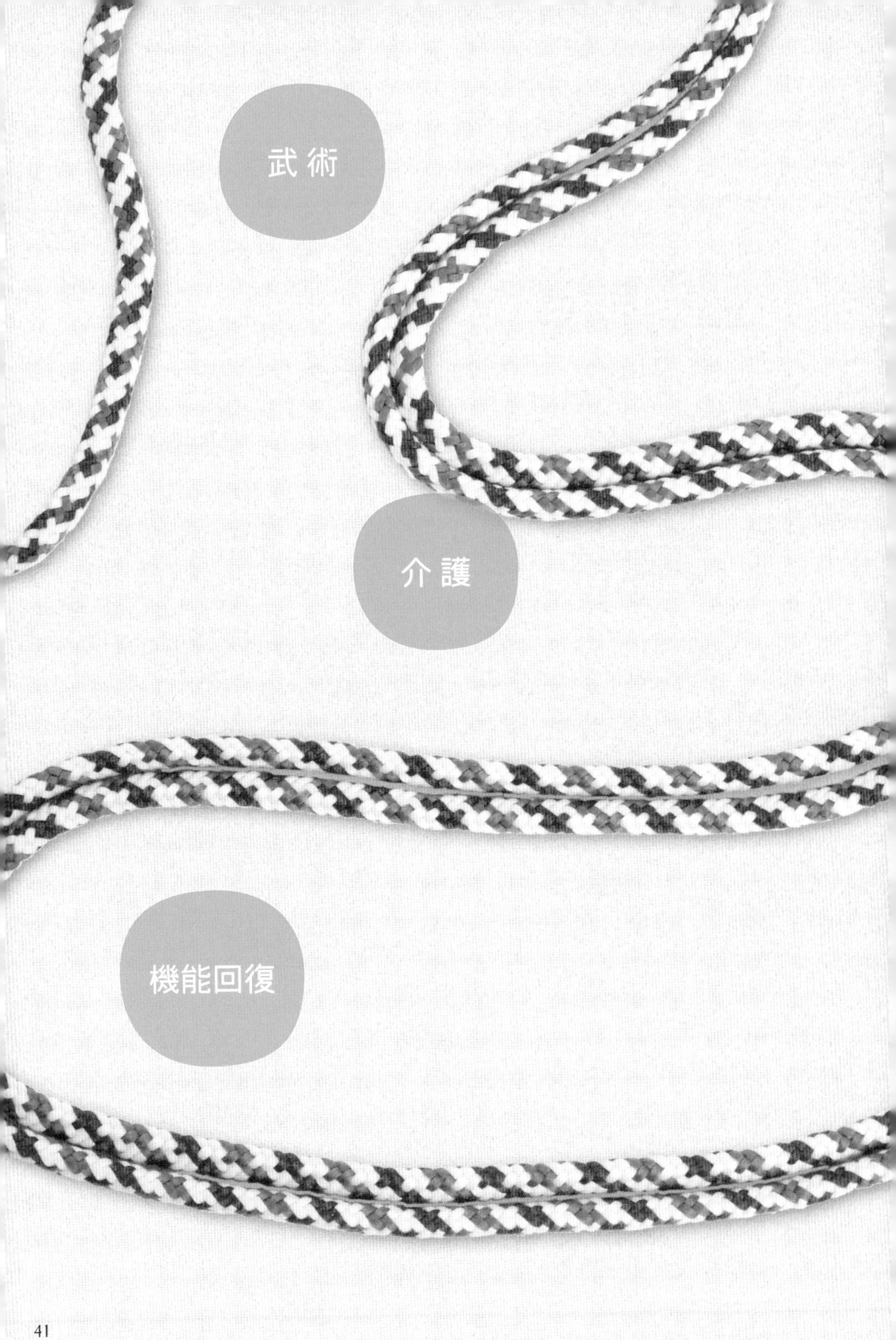
武術
介護
機能回復

「ヒモトレ」から、書の革命が起きています

武田双鳳　書道家

私は書道家として、京都と滋賀で道場を開いています。単に字がうまくなるだけでなく、書を通じて人生がより豊かになるような指導を目指しています。ここで最近、指導の中に「ヒモトレ」を取り入れて、目覚しい成果を挙げています。

書は、体全体を使って書くもの。手先では、いい字が書けません。そこで全身の動きを良くするいい指導法がないかと思っていろいろ調べていたときに、小関先生の「ヒモトレ」の本を見つけました。

最初は半信半疑。でもちょっと試してみたところ、体がスムーズに動く感触があって、これはなかなか面白そうだな、と。そんなとき、大阪で小関先生の講座があったので、参加してみたのです。

そうしたらこれが、驚きの連続でした。ヒモの巻き方ひとつで、体の動きがぐんぐん変化することが実感できました。左右差などのアンバランスが整うし、柔軟性もアップする。それで、書道教室ではどんな方法がいいだろうと訊ね、タスキやへそヒモ、肘に巻く方法などを教えて

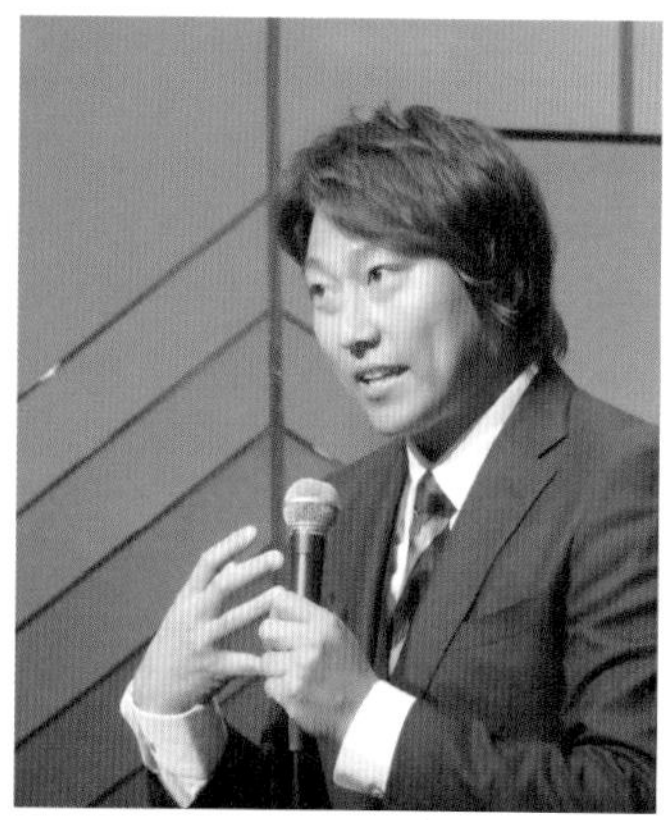

たけだ・そうほう
熊本県出身。幼少の頃から書家である母・武田双葉に師事。兄の双雲、弟の双龍と共に書の道を歩む。32歳で書道師範を取得。アーティストとしてPUMAやMieleなど海外の企業とコラボレーション。主宰する京都と大津の書法道場には、全国各地から門下生180人が集う。「書を通じて人生を豊かに」をモットーに、一人ひとりの手をもち「豊かに生きる力」を伝えている。
https://so-hou.jp

WEB site

いただきました。

早速、教室に持ち帰り、生徒さんたちにやってもらったところ、書きやすいという人が続出しました。例えば手首が固くてなかなか滑らかな線が書けなかった方が、肘に巻くだけで手首の柔軟さが増し、いい線を書けるようになった。まっすぐな線がどうしてもブルブル震えていたのが、すーっと引けた、という方もいらっしゃいます。

そんなわけで、今では、子供から大人まですべての生徒さんが、ヒモを巻いて書くようになりました。私の教室では、筆を持つ前にしっかりと体操をして体をほぐすのですが、そこでも、ヒモを使ったエクササイズがすっかり定番になっています。

書の線には、体の動きが現れる

書には、体の状態がはっきりと現れます。動きが線に反映されるのです。通常、スポーツなどで動作を細かく見ようと思ったら、ビデオに撮ってスロー再生などをするのでしょうけれど、それでも細かい違いを見分けるのは、なかなか難しい。

ところが書道では、手首の使い方とか、ちょっとした動きの違いが、そのまま現れます。まるでレントゲンで診るような感覚で、とても面白いです。ヒモを巻くと、それはもう素人が見ても歴然とわかるような違いが現れます。それが証拠として残りますから、みなさん、ヒモの効果を信じてくれますよ。

ただ、もちろん変化には個人差があって、全然変わらない人もいます。その人たちには、どういうふうに巻けばいいのかなと、またいろいろ試しているところです。これはまあ、生徒さんたちを実験台にしているようなものですが、みなさんも楽しそうにやってくれますので、こちらもいろいろなアイデアを試させてもらっています(笑)。

あと、姿勢も変わりますね。特に子供は、変化が大きいです。ひとつ顕著な例をあげましょう。書き初めのときなど、縦長の紙を床に置いて、四つ這いになって書くのですが、小さな子供にはこの姿勢がなかなか大変で、グラグラしてしまう場合が多いのです。それで私は、小さい子は筋力がないから、この姿勢は難しいのかなと、半ば諦めていたのです。

ところが、ヒモを巻いてみたら、できるのです。5歳ぐらいの女の子でも、最初はグラグラだったのに、タスキとへそヒモを巻いたら、安定して書けるようになった。あー、これは筋力の話じゃなかったんだなと、目から鱗が落ちました。

これまでも、姿勢が崩れてくる人には「背すじを伸ばして」と注意する、というようなことはやってきました。でも、姿勢は無意識のことなので、注意したから直るというものではない。それに、「姿勢を直す」っていう発想は矯正っぽくて、言われる方も楽しくないと思うのです。それが、ヒモという道具を使うことで、「体を使って遊ぶ」ような感覚になれる。こういうのをきっかけに体に目を向けるのは、とてもいいですね。

「努力せずにうまくなれる」ことの価値

私は、書家である母(武田双葉)の影響で、子供の頃から書に親しんできました。その頃からいつも、「書はおへそで書きなさい」などと言われてきましたので、「書道は全身で書く」という意識は身にしみています。

ですが、それが本当にどういう意味なのかは、当時はまだ、あまりわかっていなかったように思います。それが、ヒモトレと出会ったことで、自分の中で初めて腑に落ちたようなところがあります。下半身と腕の連動とか、筆を立てることの意味などが、体にヒモを着けると、実に鮮明に、わかりやすく実感できるのです。

こういった形で、書道に関する敷居を下げるのは、とても大切なことだと、私は思っています。

書の世界には、苦労や努力を積み上げることを、ひたすら重んじるような風潮があります。

頑張って何枚書き込んだとか、何年やってきたといった実績が、作品の美しさ以上に評価されるような価値観です。

無論、努力を否定するつもりはありません。ただ、そればかりを強調すると、努力のための努力、練習のための練習が横行することになりかねない。それはちょっと違うと私は思っているのです。

それで私は、言い方は悪いですが、「努力せずにうまくなれる方法」を、いつも探してきました(笑)。「頑張る」一辺倒というのは、工夫の余地を放棄しているようなもの。工夫次第で、書はもっと易しく、楽しいものになる。そんな発想でやってきた私にとって、ヒモトレはまさに、捜し求めてきたツールです。なにしろ、何年も練習しても変わらなかったものが、ヒモを着けるだけであっさり変わったりするのです。お世辞抜きに、これは革命的なツールだと思っています。

ご機嫌な人は、ご機嫌な字を書く

書には、その人のありのままが現れます。体調が良ければ体調のいい字になるし、体に偏りがあって姿勢が傾いているような状態なら、字も傾いてしまう。筆跡鑑定じゃないですが、体調の〝鑑定〟もできると思うほどです。

また、心の状態もはっきりと現れる。上手い、下手とは別に、「ご機嫌な字」というのがあるのです。決してうまくないお子さんでも、機嫌のいいときは、ちゃんとご機嫌な字を書く。面白いものです。

字は、人にメッセージを伝える道具。機嫌のいい字は、見た人にご機嫌な気分を伝えます。ヒモトレを使えば、ご機嫌な字を書く人が増えて、それが見る人の心をもご機嫌にしていく。そんな「ご機嫌の波及効果」を後押しすべく、これからもヒモトレを使った楽しい書を、広めていきたいと思います。

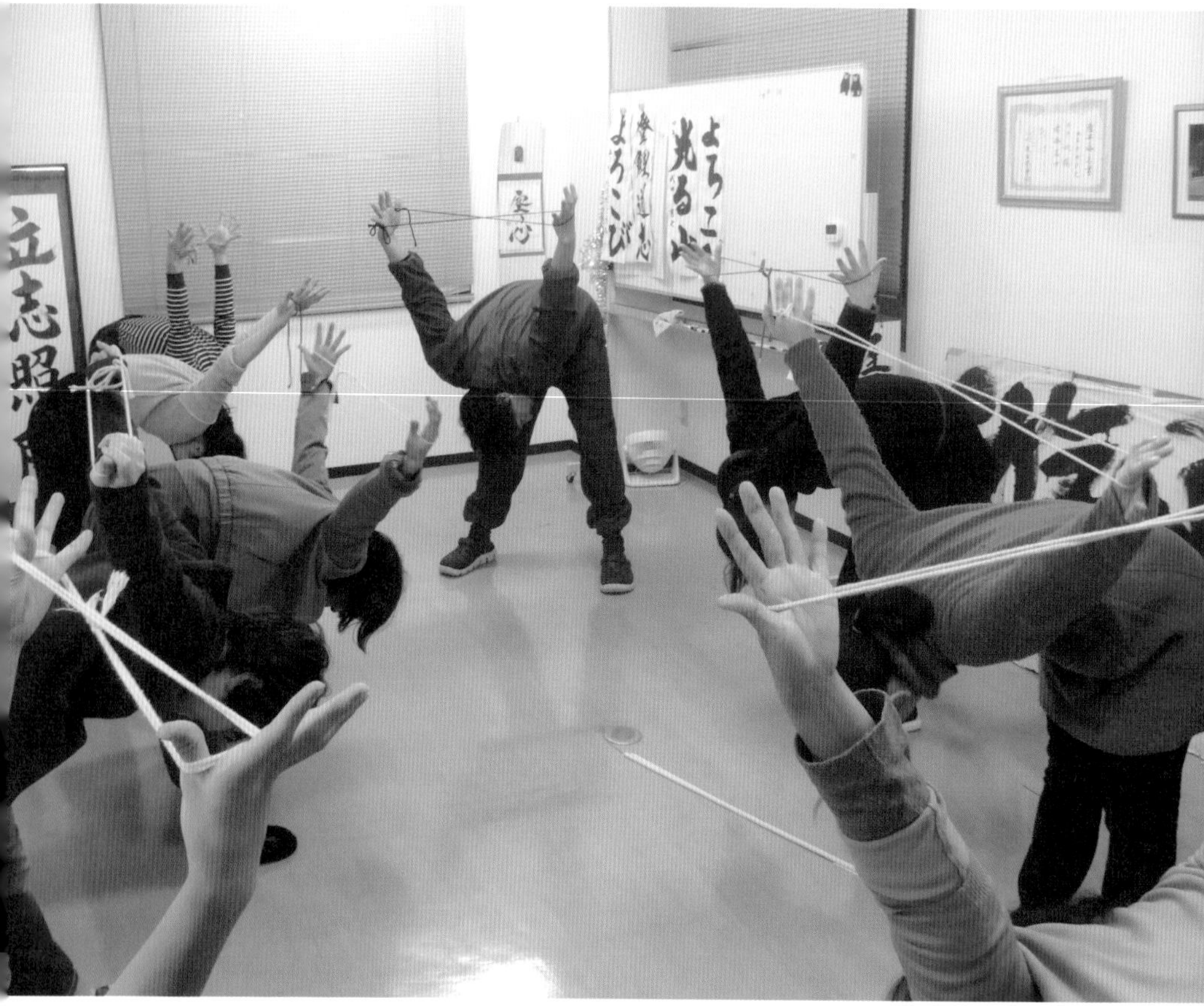

教室の最初は体操の時間。筆を持つ前に体を整えるところから、ヒモトレが大活躍している。

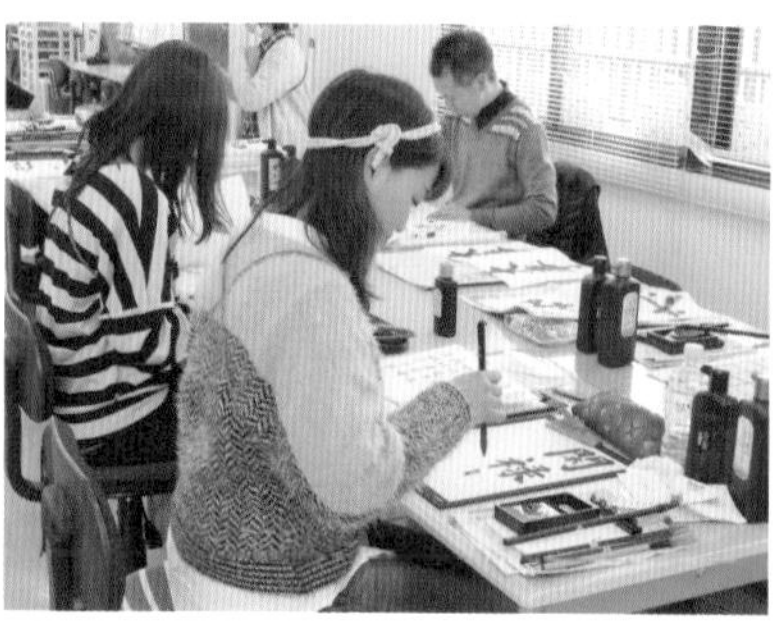

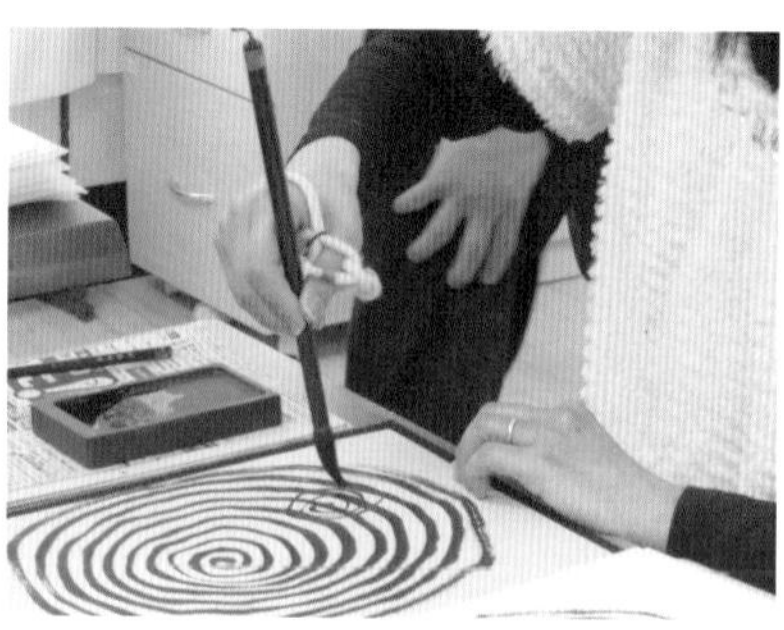

右／練習メニューの一つ「ぐるぐる」。渦巻き状にぐるぐる描いていくと、体の傾きや偏りがはっきり現れるという。ヒモを巻くと、きれいなぐるぐるが描けるようになる人が多い。　左／いまはすべての生徒さんが、ヒモを巻いて書に取り組んでいるという。

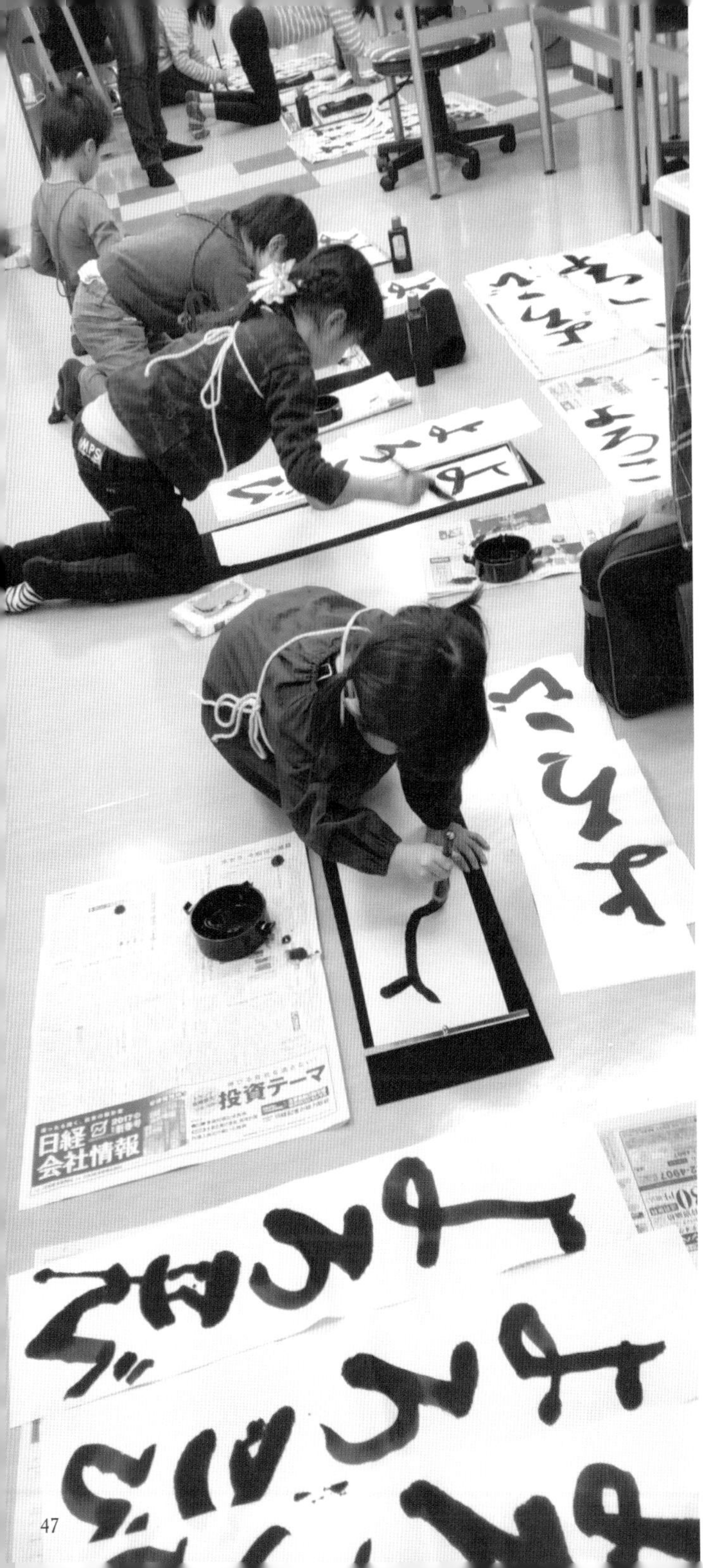

書き初めに取り組む子供たち。タスキやへそヒモをつけると、グラグラしていた四つ這い姿勢が安定し、しっかりした字が書けるようになった。

お腹にヒモを巻く前

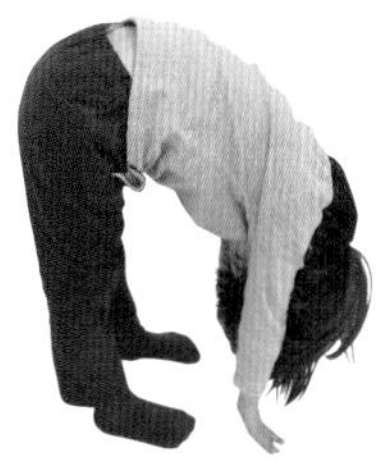

巻いた後

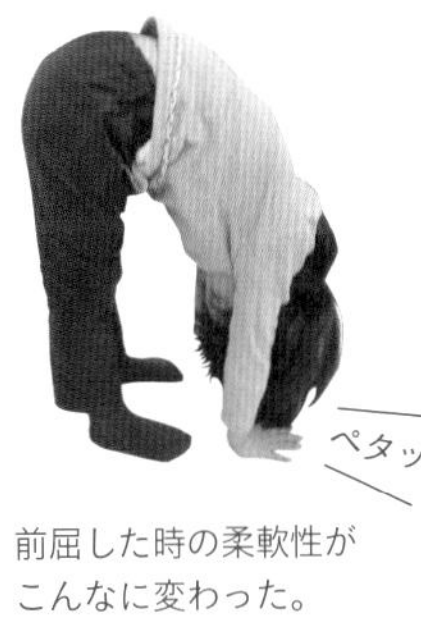

前屈した時の柔軟性がこんなに変わった。

「役に立つ」だけではないヒモトレの奥深さに魅せられて

甲野善紀　武術研究者

私がヒモトレの効果を実感したのは、2014年の秋のこと。講習会で山形を訪れた際に、ヒモトレの発案者である小関勲氏の自宅に泊めていただいた折りに、ヒモトレのやり方や効果を詳しく伺う機会がありました。それまでも話には聞いていたのですが、実際にヒモを巻いたときの体の変化に驚き「これはすごい」と感激したのを覚えています。以来、私自身の講習会などでも、実演実習を行っています。もちろん、私自身寝るときにもよく使っています。ゴム紐などの衣類をやめ、より素肌に近い状態でヒモを巻いて眠ると、明らかに睡眠の質が良くなります。

講習会ではよく、ヒモトレの効果を実感してもらうために、参加者の一人に前に出てもらって、実演に参加してもらいます。まずその人に「小さく前へならえ」のポーズをしてもらい、正対した私が、その人の両腕に手を乗せて、体重を掛ける。そのとき、腕の位置をなるべく保って私の体を支えてもらうようお願いするのですが、たいていの人は姿勢が崩れてしまいます。

ところが、ヘソ周りにヒモを巻いて同じこと

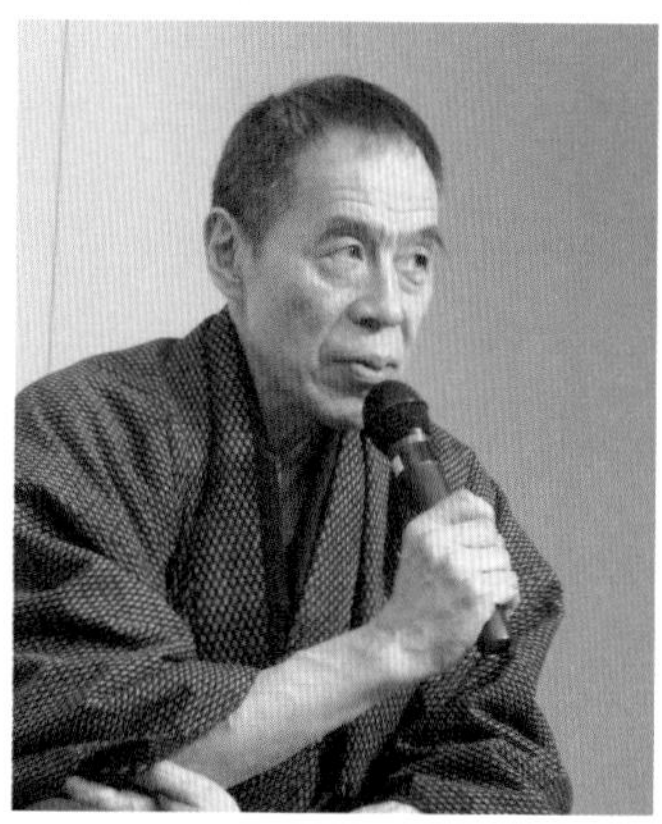

こうの・よしのり

1949年東京都出身。1978年松聲館道場を設立。日本古来の武術を伝書と実技の両面から研究。その成果がスポーツ、楽器演奏、介護、工学等から注目を集め、日本各地のみならず海外からも指導を依頼されている。2007年から３年間、神戸女学院大学で客員教授を務める。著書に『表の体育　裏の体育』(PHP文庫)、『神業の系譜』(日貿出版社)、『ヒモトレ革命』(共著・日貿出版社)など多数。

をやってもらうと、私が飛び上がって、相手の手の上に全体重を預けても、大して苦労もなく支えていられるので、体験された方はみな、大変驚きます（左写真）。

最近は、別のやり方も行っています。これは、床の上に体育坐りで坐り込んだ私の両手を体験希望者が持ち、手をぐいっと引くことで、私を立ち上がらせる方法です。最初、ヒモを使わずにこれをやってもらうと、ほとんどの人ができません。滑りのいい床であれば、坐り込んだままの私の体を滑らせるぐらいはできますが、引き起こすには至りません。ところが、相手の両方の膝周りにヒモをゆるく巻いてからやってもらうと、簡単に引き起こせるようになります。当初とてもできなかったことが、できるようになるので、大変説得力があります。

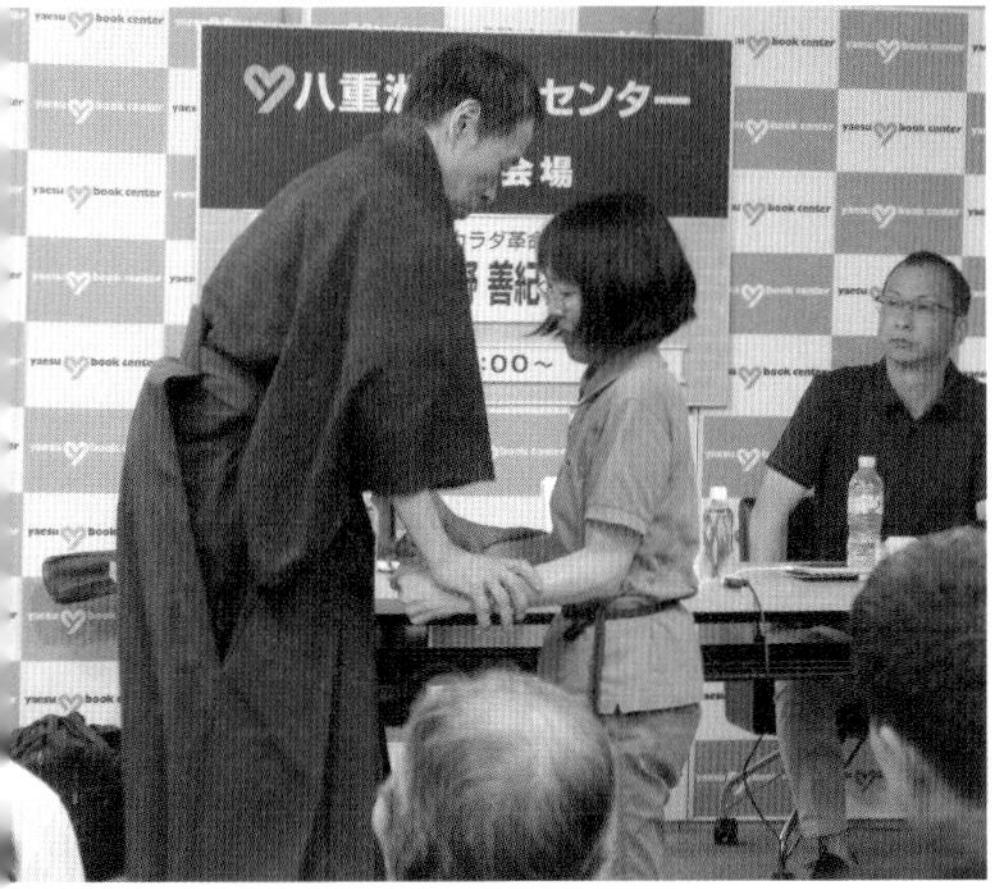

ヒモトレの効果を実演する甲野さん。飛び上がって女性の手の上に全体重を預けるが、お腹にヒモを巻いているので、しっかり支えられる。ヒモを巻かない状態で同じことをやると、まず支えられない。

どうしてできるのか？　その理由はヒモを巻くことで、脚力が自然と動員されるからだと思います。ほとんどすべての人は、普通、重いもの（この場合は私の体）を引っ張ろうとすると、脚を踏ん張って腕と上半身ばかりを使ってしまいます。踏ん張るのと、脚力を使うのは違います。ヒモなしでは踏ん張ってしまうのですが、膝にヒモを巻けば、例外なくだれでもできるのです。これは簡単に試せますから、皆さんもぜひ、やってみてください。

ヒモを巻くと、体の中が自然と繋がる

私は現在、武術関係者以外の、スポーツ、介護、音楽などさまざまな分野の講習会で、ヒモ

トレの実演と応用を行っています。例えば音楽系の講習では、ヒモを巻くだけで楽器の音色が大きく変わったり、難しい旋律を弾けるようになったりするので、参加者した方々がその変化を実感しやすいようです。

そういった場でよく「ヒモトレはなぜ効果があるのですか?」と聞かれます。しかし、本当の理由はだれにもわかりません。「不思議なことがあるものだ」というのが、一番正直な答えでしょう。とは言え、そんな答えでは、なかなか納得していただけないでしょうから、私なりにいろいろと考えて、例えば次のように説明してます。

人間の体は非常に多機能なので、同じような動作をするときに、さまざまなやり方ができますが、まずはやりやすい方法を行おうとします。先ほどの体育坐りで坐っている人を起こそうとする例で言えば、普通は脚を踏ん張って腕と上半身で起こそうとします。もちろん脚力を動員した方が楽に起こせるのですが、この方法は、よほど全身の協調ができていないと難しいため、ほとんどの人は取りあえず脚で踏ん張り、腕で引くという形で人を引き起こそうとしてしまうのでしょう。

ところが、膝にヒモを巻くと、ヒモが触れた感触によって「膝」の存在感が印象付けられるので、体が自然と脚力も活用するような方向に働くのでしょう。これが、一見不器用そうな人であっても、一人の例外もなく効果があるというところにヒモトレの普遍性が感じられます。ですからぜひ多くの人たちにこのヒモトレを伝えたいと思っているのです。

「ヒモの太さは4〜8ミリ、平ヒモはダメ」の不思議

ただ不思議なことに、ヒモなら何でもいいというわけではなく、平打ちのヒモなどでは効果が出ません。これは本人には見えないようにしてヒモの形状を変えて行う目隠しテストで確認していますが、平ヒモでは全く効果がありません

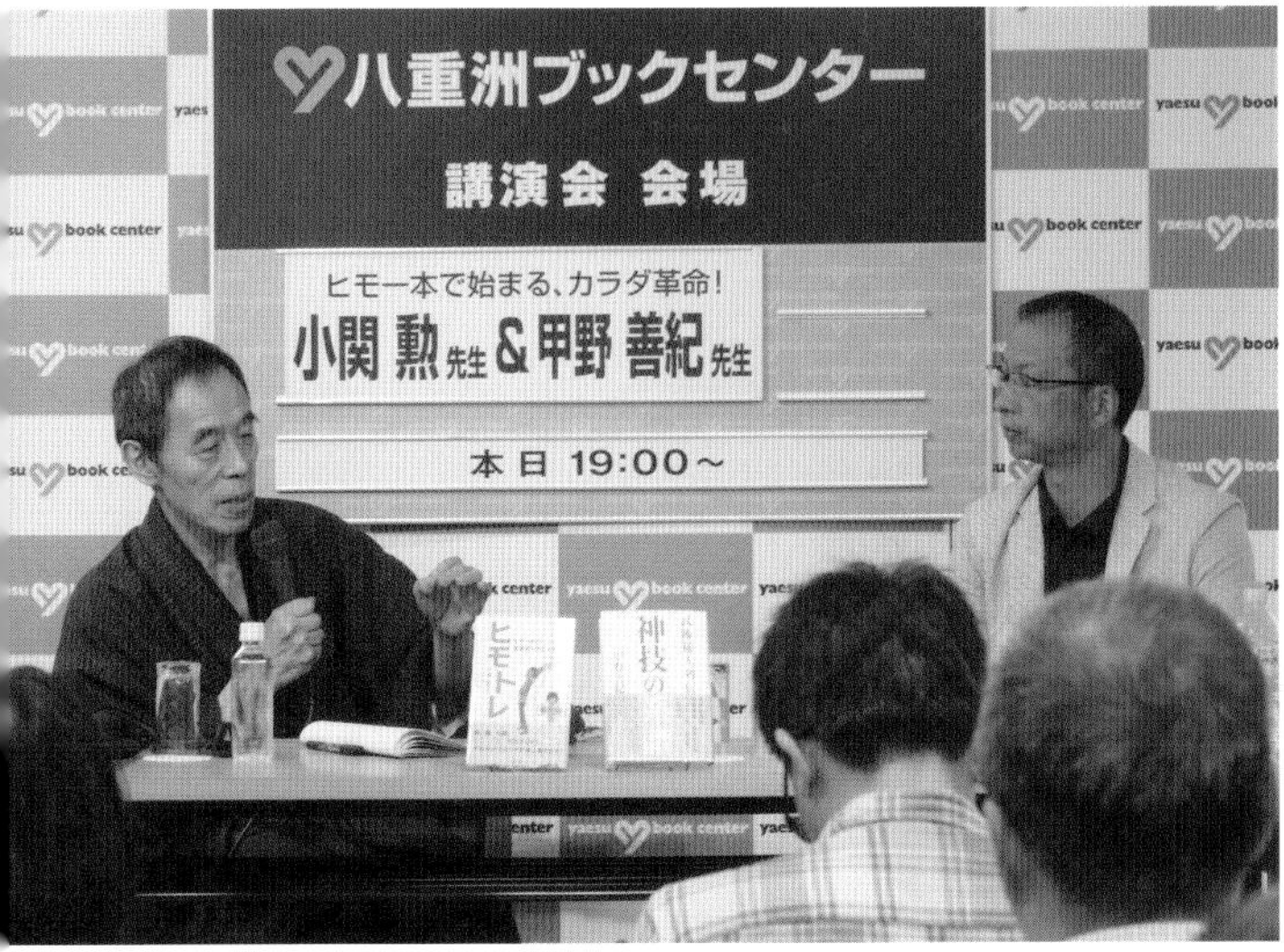
八重洲ブックセンター
講演会 会場
ヒモ一本で始まる、カラダ革命!
小関 勲先生&甲野 善紀先生
本日 19:00～
yaesu book center
ヒモトレ
神技の
本の出版記念イベントで、小関さんと対談する甲野さん。

し、8㎜以上の太いヒモや、4㎜未満の細いヒモでも駄目です。そこまでの微妙な違いを触覚がきちんと区別しているというのも、驚くべきことです。

そんな繊細さがあるかと思えば、厚着している上から巻いてもOKなどというアバウトな面もあるあたりも実に不思議です。頭で考えた常識が次々と裏切られていくようなところがヒモトレには少なからずあります。

まあ、人間の頭が良かれと思ってやって裏目に出ている例としては、抗生物質の薬剤普及によって耐性菌が出現したり、環境が衛生的になってアレルギーを持つ人が増えたりなど、近年、さまざまな皮肉な事例があります。今や、人間にとって自然とは何か、健康とは何なのか、といった、根本問題を問い直さなくてはいけないと思います。

そして「人間とは何か」といった根源的なことを考えるとき、フト「今から700万年前にチンパンジーと共通の先祖から分かれたという現生人類の先祖が、その辺にあった蔦を体に巻き付けてみたところ、体が動きやすくなったということから文明が始まったのではないか?」などと空想を膨らませています。

病気や障害を抱える子供の体がヒモトレで劇的に変わる

藤田五郎　養護学校教諭

私は、障害や病気を抱える子供たちが通う特別支援学校の教師です。担当は「自立活動」という授業で、これは子供たちに、学習や生活上の困難を克服する技術や知識を伝えるのが目的。その中でヒモトレを活用しています。

私がヒモトレを知ったのは2013年。書店で、小関先生の著書『小関式 心と体のバランスメソッド』(学研パブリッシング)を目にしたのがきっかけです。麻痺を抱えた子供たちの身体は、バランス調節がうまくいっていないことが多いので、「バランスメソッド」というタイトルに興味を覚えました。

それまで私は、子供たちに「頑張ってバランスを取ってもらう」という発想で指導していました。ただ、それでいいのか？　という疑問もあったのです。手に取った小関先生の本には、「バランスは頑張らないほうがいい」と書いてある。それまでにない視点だったので、これはちょっと面白いな、と。それで、本に紹介されていたヒモトレを、まず自分でやってみたところ、体がスムーズに動く感覚があったのです。そこで「これは子供たちにも役立つのでは」

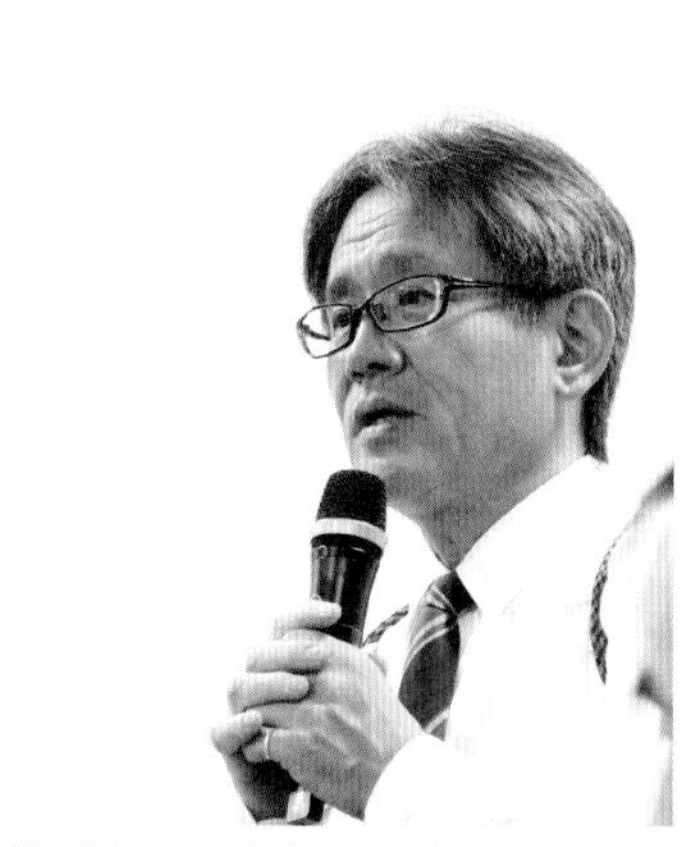

ふじた・ごろう
1964年生まれ。香川県高松市在住。香川県立善通寺養護学校教諭。2010年より同校の「自立活動」の授業を担当。小・中・高の児童生徒130人が通う同校で、一人一人の実態やニーズに合わせて、課題点について運動面からの支援を心がける。人間形成や自己理解などを中心課題として、運動と心理の両面から自立活動の指導に取り組んでいる。

と思って、少しずつ取り入れ始めました。

ヒモを巻くと、体の中の「繋がり」が現れる

たとえば脳性麻痺で、体の片側が麻痺しているようなケースの場合、動きが悪い場所があると同時に、それを補おうとして別の部位が過剰に頑張っていることが多いのです。０か１００かという力の入れ方になっていて、中間がないのです。その結果、バランスが極端に崩れているわけです。

そんなとき、それまでのやり方なら、「使えていないところに力を入れる」「使いすぎている力を抜く」という形でなんとか調整しようとしていたのですが、両者をバランスよく繋げるのは、非常に難しいと感じていました。

ところがヒモをお腹とたすき掛けにして巻くと、体の動きに繋がりが出てきて、上下、左右のバランスが自然に整ってくる。すると、立ったり座ったりといった動作が安定してくるのです。姿勢も良くなります。これには驚きました。

側弯（背骨が片側に曲がっている状態）があって、呼吸がしにくくなっている子のケースも紹介しましょう。その子の胸にヒモを巻いたところ、つぶれていた胸が膨らんで大きく動き始め、呼吸が深くなりました。その子は人工呼吸器をつけていたので、呼吸量（換気量）を測ることができる。調べてみると、普段は２００㎖前後なのに、そのときは３００㎖にまで増えていた。これには、その場にいたお母さんも大変驚いていました。

こんなことがどうして起きるのか。ヒモを体の周りにぐるりと巻くと、自分の体の動きが、ヒモを通じて反対側に伝わります。右側がよく動いているとすれば、右の呼吸運動で生じたヒモのテンションが、左側に伝わるのです。このため、体の「繋がり」を感じやすいのだろうと、私は考えています。

これが、手を当てて施術をする場合だと、その作用は手が触れているところだけに限られま

すので、どうしても「右は右、左は左」という感覚に陥りやすい。でもヒモの場合は自然に、「繋がっている感覚」を実感できるのではないでしょうか。

頑張らないほうがバランスが取れる

もちろん私も、「体は全身の繋がりで機能する」と、頭では理解しています。概念としては、みんなそう思っているでしょう。でも現実の子供たちに接していると、つい「この手がもうちょっと伸びてくれたら」「この足に力が出てくれたら」などと、そんな思いが湧いてくる。そしてそこから「もうちょっと頑張れ」という発想になってしまうのです。

ヒモを使うと、頑張らなくても体が勝手に整っていく。小関先生のおっしゃる「頑張らないほうがバランスが取れる」という意味が、実際によくわかります。これは、大きな発想の転換でした。

また、この子の体にはこれほどの力があったのか、と驚かされる機会でもあります。自分は一生懸命子供たちと関わってきたつもりだったけど、この力を引き出してやれてなかったんだなど、日々、反省しながら取り組んでいます。

子供たちはいずれ、学校を卒業していきます。本人も、親御さんも、そこからが本番。そのとき、高度な技術が必要な身体ケア法しか知らなかったら、大変です。でもヒモトレなら難しくない。誰でもすぐできます。それで本人も家族も楽になる。実際には、あまり効果が現れない人もいますが、それならやめればいいだけの話です。こんな手軽なものですから、試さない手はないでしょう。

これは、障害がある子供たちに限ったことではありません。健康とされる人でも、本当に身体のバランスが取れている人なんて、そうはいませんから。それで、腰が痛いとか、肩が凝ったとか言っているわけです。そんな人は、ヒモトレで日常的に身体のバランスを整えていけばいいと思います。

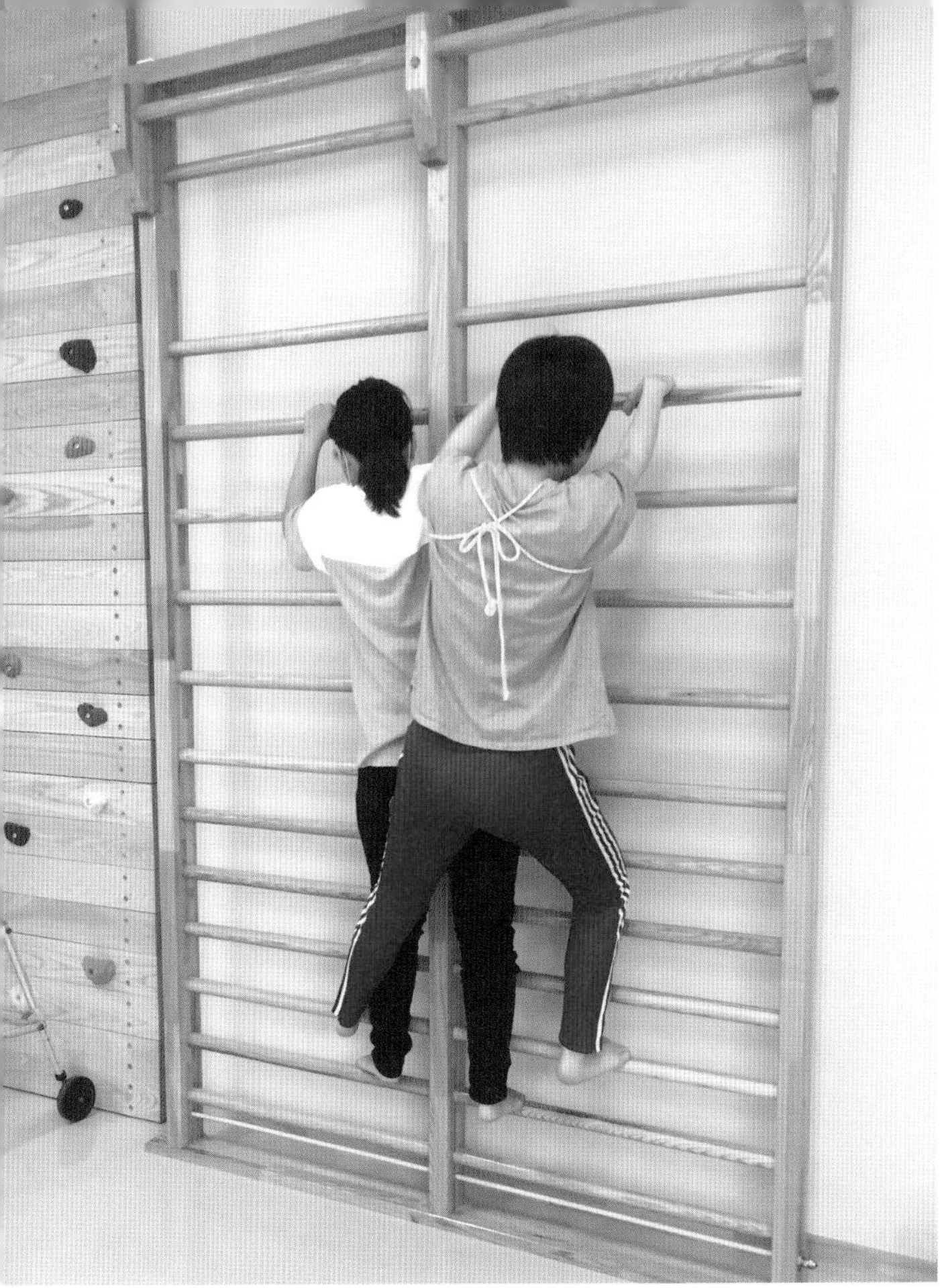

たすき掛けにヒモを巻く。巻いたことで、体の連動性がよくなり、遊具に登れるようになった。

ヒモを巻く前

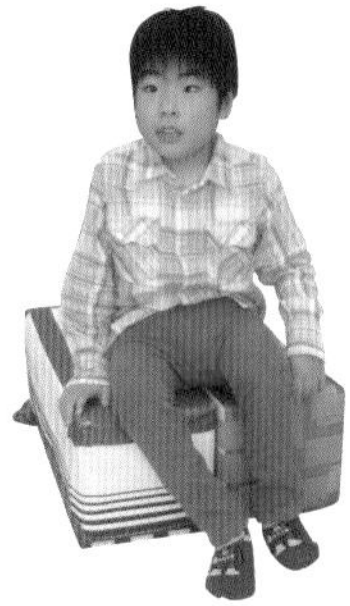

巻いた後

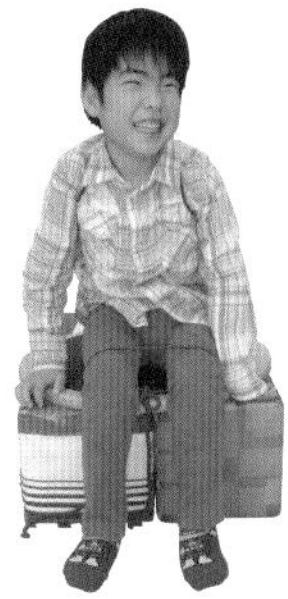

膝上とたすきにヒモを巻くと、背すじが自然に立って座れるようになった。

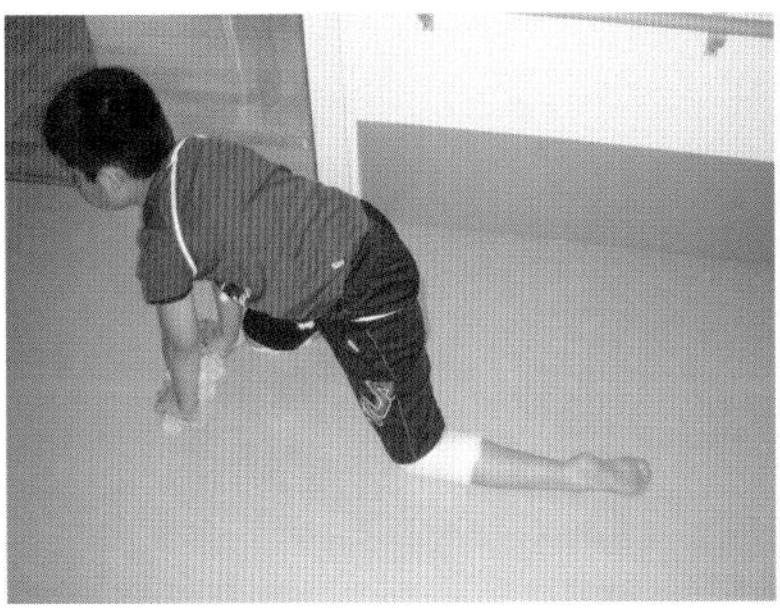

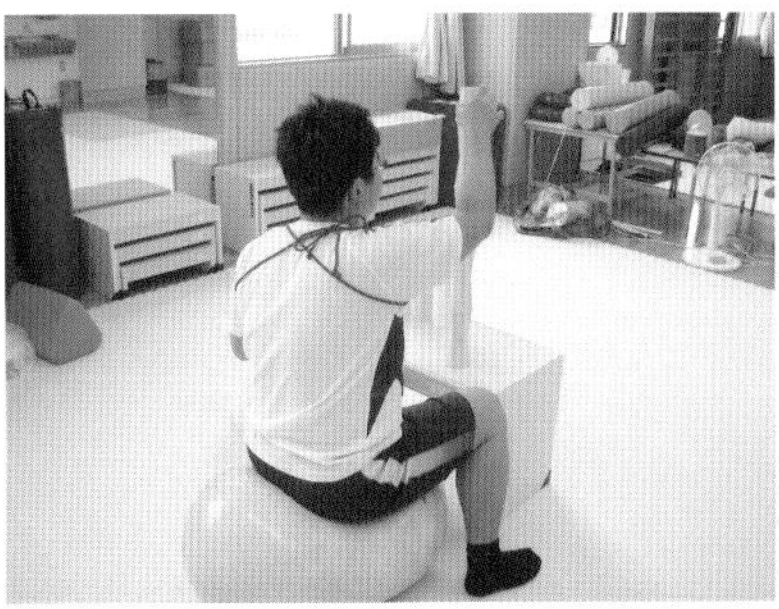

右／たすきを着けると、バランスや集中力が必要な課題も、無理なくこなせるようになった。
左／脚ヒモ（お尻）とたすきを併用。体の左右のバランスが自然に取れて、雑巾掛けの動作もスムーズにできるように。

足が動いた！歩けるようになった！在宅医療の現場で活かすヒモトレ

浜島貫　浜島治療院院長

私は、個人宅や施設を訪問し、鍼灸治療やマッサージ、リハビリをしています。訪問する相手は主に、在宅医療を受けている高齢者で寝たきりの方も少なくありません。そんな現場で「ヒモトレ」を使い始めて1年半ほど※。今ではすっかり、欠かせないツールになりました。

寝たきりなど要介護状態になった方は、体を動かす機能が衰え、廃用性の萎縮を起こし体がだんだん固くなってきます。それを防ぐには、マッサージやリハビリ、体操などをできるだけ日常的に行う必要がある。これが基本的な考え方です。ですから以前は、週に3、4回（あるいはもっと）訪問するのはめずらしいことではありませんでした。

ところがヒモトレを使うようになってから、訪問頻度がぐっと少なく済むようになりました。それほど頻繁でなくとも、週に1、2回で十分にいい状態を保てています。それどころか、過去の経験からは予想できないような素晴らしい変化がたくさん起きています。そんなケースをいくつかご紹介しましょう。

80代女性のAさんは、脊椎すべり症（背骨の

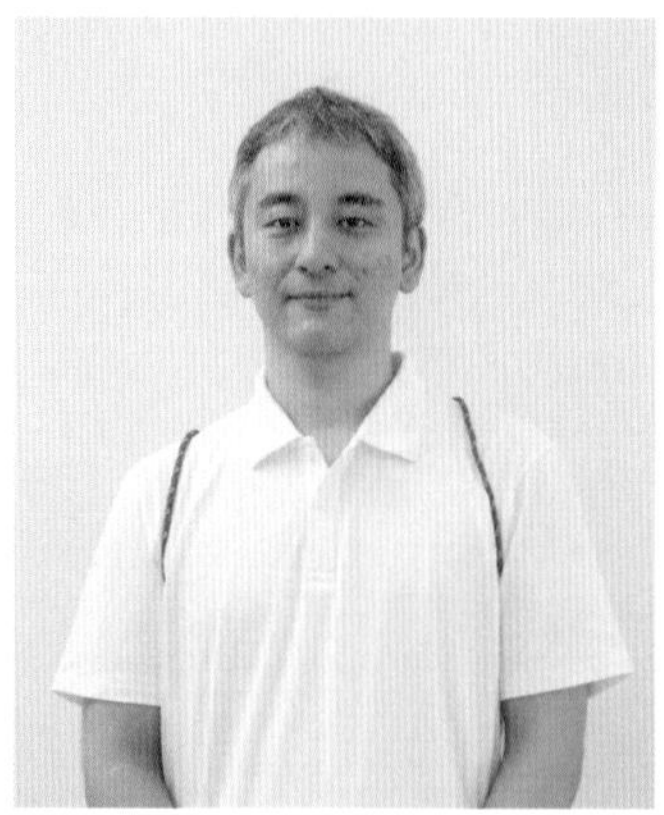

はましま・とおる
1976年生まれ。浜島治療院院長。浜島整骨院院長。鍼灸マッサージ師。柔道整復師。井穴刺絡頭部刺絡学会理事。現在、在宅医療にも力を入れており、個人宅などを訪ねて鍼灸治療やマッサージ、リハビリなどを行っている。そうした取り組みの中で、ヒモトレを活用。腰痛予防対策や介護施設の職員、デイケアなどに通う高齢者に向けたヒモトレ講習会も実施。

※『DVD付き ヒモトレ入門』が刊行された2017年当時のデータです。

一部がずれて痛みが出る病気)で、姿勢がゆがみ、1日1000歩をやっと歩くといった状態でした。ところが、ヒモをお腹とたすき掛けに巻くようになり姿勢が徐々に改善。19週間後にはすっかり背すじが伸びた良い姿勢になりました(59頁左下写真)。同時に歩行機能も改善し、1日6000歩以上も歩けるようになりました。いまでは電車を乗り継いで都心に出かけ、ショッピングを楽しむほどです。

90代の女性Bさんはリウマチと言われ、ある介護施設で4年間も寝たきり状態でした。むくみっぱなしの足はパンパンで全く動かせず、触られるだけで痛い。また、視力や聴力がほぼ失われていると言われ、コミュニケーションをとるのも難しい状態でした。ところが施設を移り私も関わることになり、試しに足にヒモを巻いてみたところ、むくみは日に日に改善し、3カ月後の今では自分で足を動かせています。(59頁右側写真3点)。それに伴い元気を取り戻し、会話、食事も改善。そしてなんと短歌を詠み字を書いたりもしています。

認知症の進んだ80代の女性Cさんは、会話もままならず、ベッドから体を起こすことすら難しかったのですが、胸にヒモを巻いてみたら座ることができました。そこから徐々に訓練を始め、歩行訓練をするまでに回復。これだけでも十分ですが、さらに驚くべきことに、表情や会話まで回復してきたのです。老々介護をしている90代の旦那さんは「またかみさんと話が出来るってのはありがたいねぇ」と本当に嬉しそうです。

どれも、これまでの経験では考えられないような、大きな変化です。もちろん、全ての人にこれほど大きな変化が現れるわけではありませんが、たいていの場合、なんらかの改善が認められます。それでいて手間やコストはほとんどかからず、危険はほぼゼロですから、やらない理由はないですね。

眠っていた力が発揮できるようになる

それにしても、どうしてこんなに効くのでしょう。ヒモを巻くだけで、筋肉や脳の機能が高まるとは考えにくいですから、むしろ、「それだけの力が、もともとあった」と考える方が自然です。

Bさんのケースで説明しましょう。彼女の足は当初、パンパンにむくみ、まったく動かすことができず、ちょっと触れるだけでも痛がるような状態。それが、ヒモを巻いてから、足元の掛け布団が夜間のうちにずれることに施設の方が気づきました。寝ている間に足が動いている証拠です。少しでも動かせれば、リンパや血液が流れて、むくみは改善し楽になってきます。そして楽になれば、さらに動きも良くなるという好循環に入ります。痛みなどが取れてくれば心も穏やかになりますから、人との対話も落ち着いてできる、ということなのでしょう。

つまりヒモトレは、もともと持っている力を引き出すツール。Bさんは、足を動かす力も、人と対話する力も持っていたのですが、むくみや痛みのせいでその力を発揮できなかった。それが、ヒモがきっかけで、本来の状態へと変化していけたのです。

健康な方でも、同様のことが言えます。例えば「自分はもう歳だし、肩を回すなんてできないよ」と思っていた人でも、ヒモトレの講習会で体を動かすと、けっこう快調に動かせた、などというのは、よくあることです。無意識に体がブレーキを掛けていたのであって、実際はもっと動ける。そんな本来の身体性を見せてくれるのがヒモトレなのです。

みなさんも、あまり難しく考えず、気軽に試してください。自分が心地よいと感じるやり方を見つけるのがポイントです。ヒモトレの大切なポイントを抑えつつ、本に載っている以外の巻き方を工夫してみるのも面白いです。そしてもし、面白い使い方を見つけたら、ぜひ私にも教えてください。

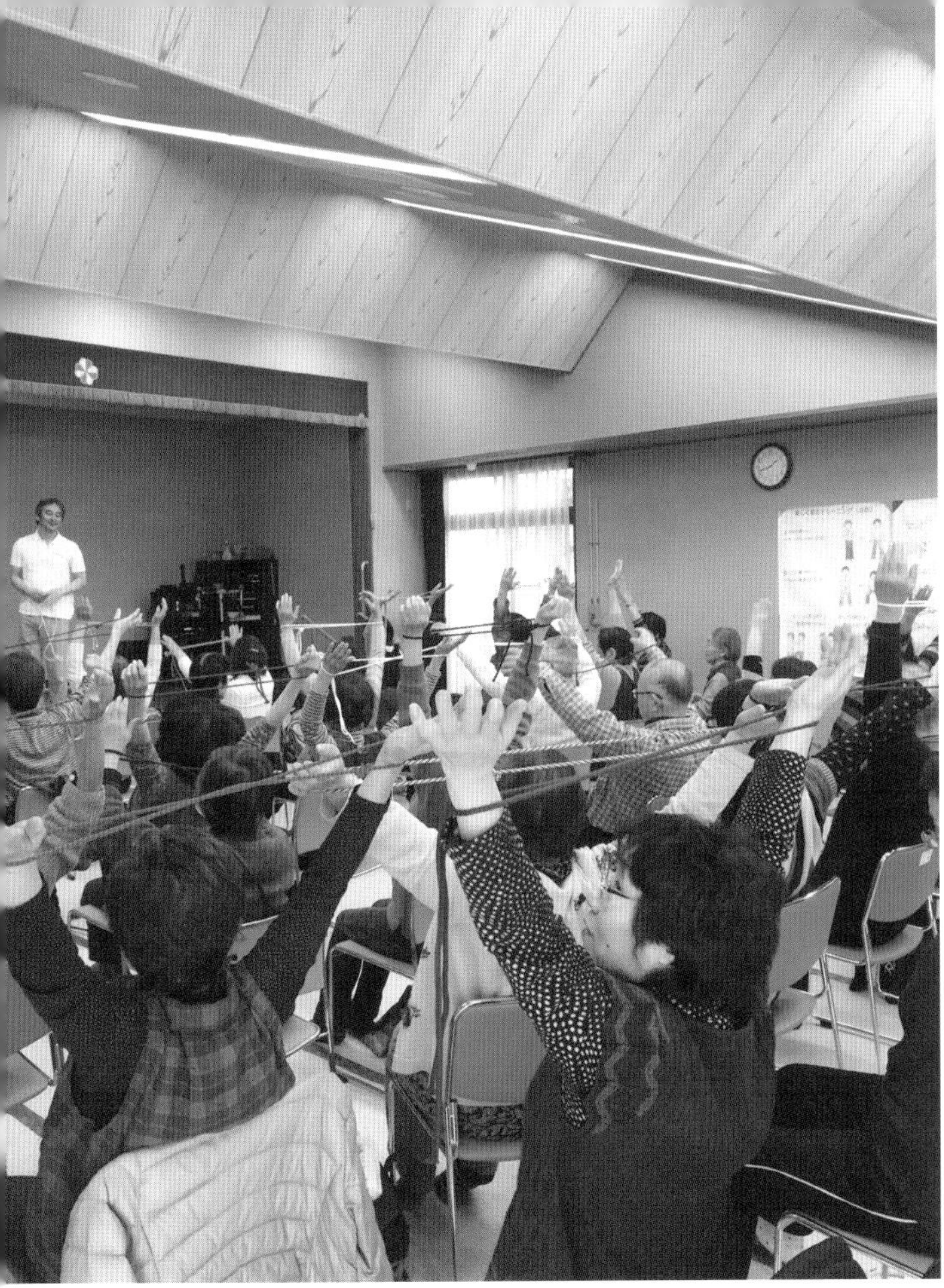

所沢市の老人福祉センターで行った、ヒモトレ講習会。多くの参加者が集まって、ヒモトレの効果や楽しさを体験した。

1日目　6週目　19週目

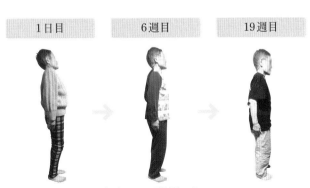

脊椎すべり症のAさん。左がヒモトレ開始時。6週間後→19週間後と、姿勢が良くなっている。

1日目

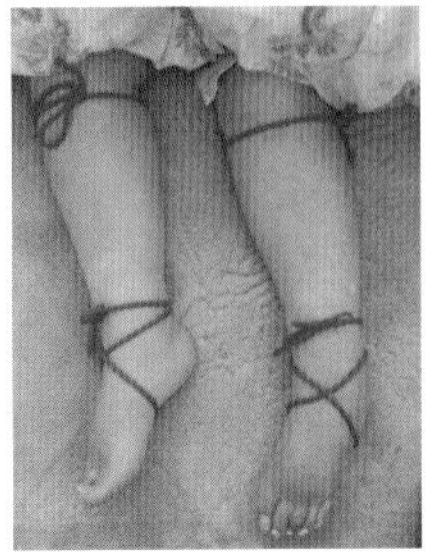

4年間寝たきりだったBさん。パンパンにむくんだ足にヒモをゆるく巻いた。

6日後

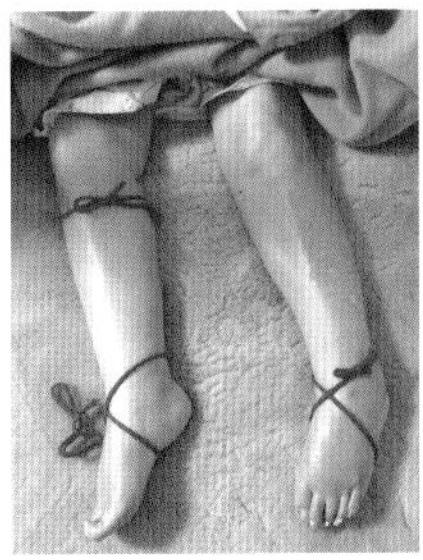

骨の縁が浮き出てきた。

約3カ月後

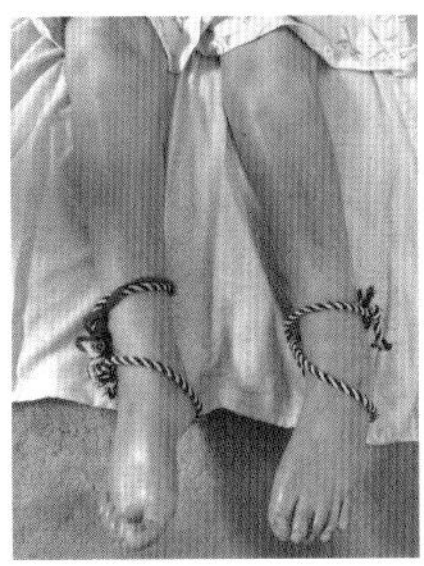

自分で足をシーツから浮かせられるようになった。

ヒモを通して見えてきた身体に潜む可能性

林 久仁則　身体教育家

ヒモトレを自分で試して驚いたのは体に起こる実際の変化です。変化も色々ありますが、ヒモトレの場合は明確な身体的変化と、精神的な変化を感じます。ヒモをつけている間は体幹部が働いて全身の繋がりを感じて動けていたのが、ヒモを外した途端に部分的な体の使い方が顕在化してしまう。私自身、初めて体験したときには「なんで!?」という感じで(笑)。ヒモを通して自分の体にまだ未知のメカニズムが潜んでいるのだという驚きと嬉しさ、そして期待感といった感情が入り混じっていたのを覚えています。

ヒモが身体認知に働きかける?

ヒモを巻くことで、なぜそうした変化が起こるのか。皆さんが説明を試みるのですが、これがまた難しい(笑)。改めてヒモトレを見直すと大きく2つの使い方があって、ヒモをピンと張って使うか、たすぎがけやお腹にゆるく巻くといったそのまま体に馴染ませるように使うものです。特に後者の機序について明確な答えを導き出すのはかなり難しい。それでも神経系の生理学や運動生理学的な観点から先行研究や論

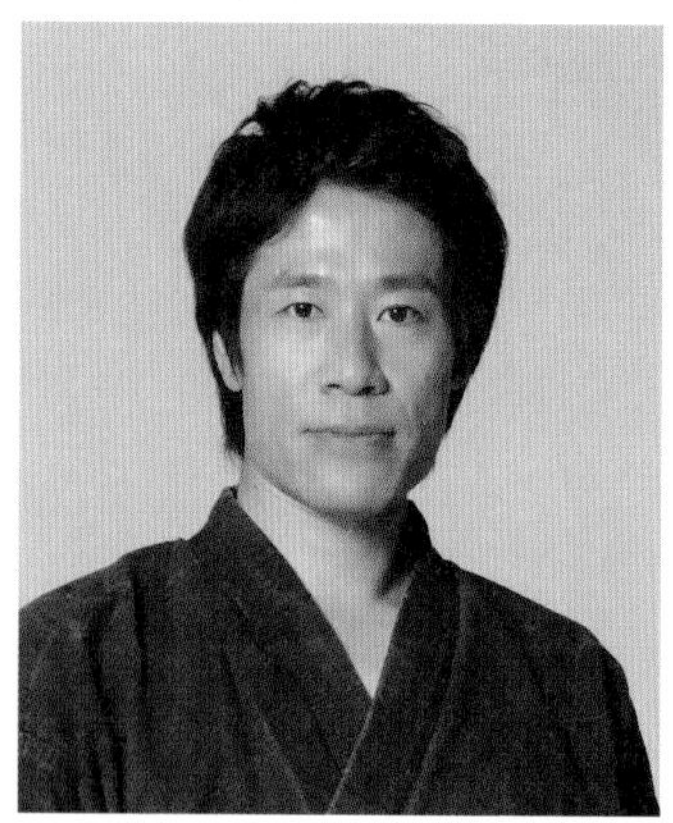

はやし・くにのり

身体教育家。東京藝術大学非常勤講師。筑波大学大学院卒業。在院中は姿勢制御における中枢神経系の研究に従事。体育科学修士。古武術研究の甲野善紀先生の身体操作に触れ、身のこなしや脱力の働きに興味を持つ。文京区いにしえの会定例講師、東京藝大公開講座の講師、2022年NHK「趣味どきっ!」で「古武術に学ぶ体の使い方。」の講師を務める。

文をベースに考えていきますと、感覚情報に基づくフィルタリング、そして身体認知にも関係があると思っています。

感覚情報には体性感覚、痛覚、視覚、触覚、味覚などがあるのですが、普段私たちは意識することなくこうした情報のほとんどを脳の視床というところでフィルタリングしていて、そこを通り抜けた情報だけを認知しているわけです。例えばスポーツ選手が、凄く集中力が必要な場面になると自然に周りの雑音が気にならなくなる、いわゆる〝ゾーンに入る〟という状態は、このフィルタリングが働いているわけですね。

ゆるく巻いたヒモで体の動きが変わるというのも、微妙なヒモの接触やまとった身体上の認知（頭での認知ではなく）によって、皮膚感覚だけではない体の認識や自己認知といった層で影響が出ていると考えています。例えばたすきがけであれば、普段はあまり意識することのない背中にヒモがソフトに寄り添うことで程よく認知され、意識のフォーカスが背中に向きやすくなり、その結果、動きがスムーズになるのでは？というわけです。

これはあくまでも推論でしかありませんが、「ヒモを巻く」という行為や「そこにヒモがある」という自己認知の奥には、自身の動きに関わる切り口が存在しています。

改めてヒモトレの魅力は、本当に〝ヒモ一本〟で、「もう分かっている」と思っていた自分の体に、まだまだ開拓できる要素がたくさんあることを教えてくれることですね。また講座などを開催するなかで実感するのは、ヒモトレを介して参加者たちの間にコミュニケーションが生まれることです。ヒモを通じて自分の体に向き合ううちに、自然と「こういう方法もいいですよ」と他者と話題が自然に生まれる。それはやっぱり簡単で効果が分かりやすいからだと思います。特にヒモトレの場合は人に勧めるにあたって副作用の心配や、特別な準備も必要ないので安心です。これからさらに広がってほしいですね。

おわりに

ヒモトレは、何かを強化するためのトレーニング法でもなければ、何かを治すための治療法でもありません。

等身大の身体や違和感に気づくためのメガネのようなものです。

より等身大になったときに、そこから本当に必要なものや方向性が見えてくると思います。

こう言える背景には、等身大になることで見えてきた生命の力強さや、可能性を私自身、たくさん目の当たりにしてきた経緯があるからです。

ヒモトレはメソッドというより新しい価値観として必要な方々に届けられれば幸いです。

ヒモトレから観えてくる気づきや発見を皆で持ち寄り、検証し、新たな評価法のひとつとして、さらに身体の可能性を広げていければと思っています。

最後にお忙しいなか快く対談を引き受けて頂いた西園美彌先生をはじめ、甲野善紀先生、藤田五郎先生、浜島貫先生、武田双鳳先生、林久仁則先生、その他、本と動画の制作に関わって頂いたスタッフの皆さんに感謝致します。

ヒモトレ発案者・バランストレーナー　小関 勲

Staff List

編集人	下村 敦夫（日貿出版社）
編集	北村 昌陽
写真	牛尾 幹太（KantaOFFICE）、糸井 康友（p12-19）
デザイン	野瀬 友子
モデル	野田 萌（サトルジャパン）
メイク	木村 三喜

動画制作

Director&Cinematography	Daisuke Terada [sunecho-creative]
Assistant Director&Cinematography	Akitsugu Yamamoto [sunecho-creative]
Film Editor	Nayuta Miyahara

Special Thanks

安田 政之・安田 佳子（YASUTA）、大原 廣恵、かいどう まゆ

公式ヒモトレ専用ヒモのご案内

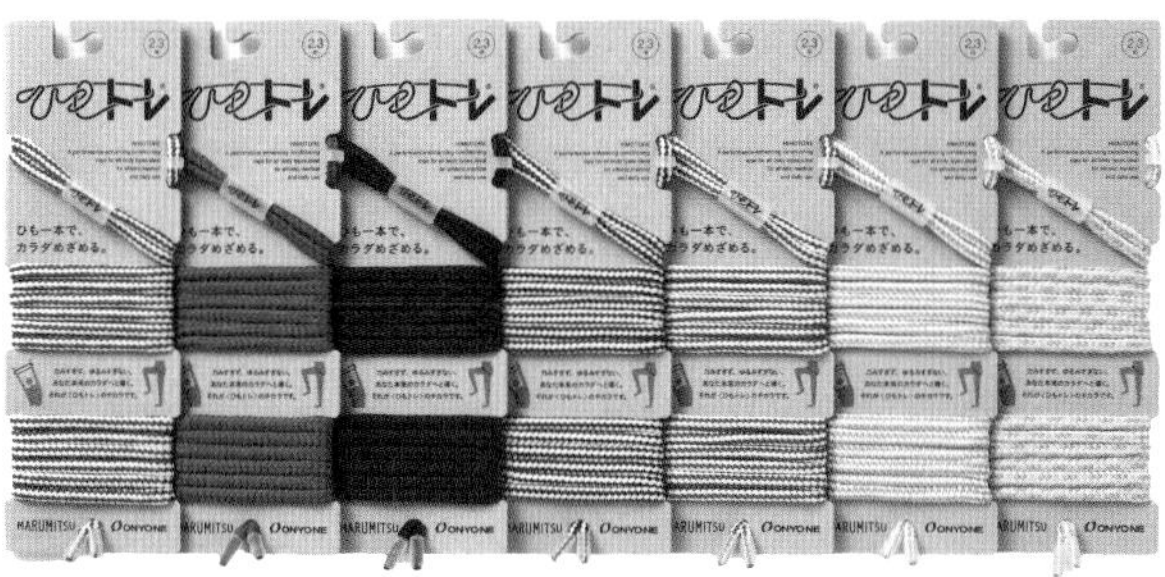

本書でご紹介しているとおり、身近なヒモで簡単に行えるのがヒモトレの魅力ですが、体の可能性をより引き出すため、その効果やヒモトレ全般ができるように設計されたのが、ヒモトレ専用スピンドル。機能性だけではなく、デザインや素材感、太さ、ヒモを簡単に留め、微調整できる繊細さが集約されています。ご興味ありましたら是非お試しください。

商品のお問合せ先　MARUMITSU　https://www.m-bbb.com

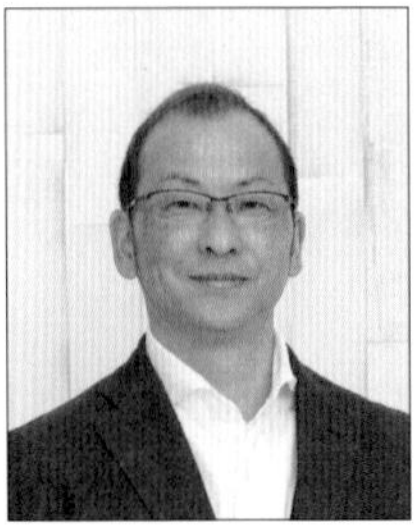

小関 勲（こせき いさお）

ヒモトレ発案者/バランストレーナー

1973年、山形県生まれ。1999年から始めた“ボディバランスボード”の制作・販売を切っかけに多くのオリンピック選手、プロスポーツ選手に接するなかで、身体全体のバランスの重要さに気づき指導を開始。独自のバランストレーニング指導は、多くのトップアスリートたちから厚い信頼を得ている。現在は日本全国で指導、講演、講習会活動を行っている。著書『新装改訂版ヒモトレ』（日貿出版社）『ヒモトレ革命』（甲野善紀氏と共著　日貿出版社）など。小関アスリートバランス研究所（Kab Labo.）代表 Marumitsu BodyBalanceBoardデザイナー　平成12～15年度オリンピック強化委員（スタッフコーチ）平成22～25年度オリンピック強化委員（マネジメントスタッフ）日本体育協会認定コーチ、元東海大学医学部客員研究員、日本韓氏意拳学会中級教練

WEB site　●https://www.m-bbb.com　●http://www.kablabo.com/

※本書は、2017年5月に弊社から刊行された『DVD付き ヒモトレ入門』の 一部内容を改定の上、改題したものです。

動画でわかる

ヒモトレ入門

●定価はカバーに表示してあります

2023年1月15日　初版発行

著　者　小関 勲

発行者　川内 長成

発行所　株式会社日貿出版社

東京都文京区本郷5-2-2　〒113-0033

電話　(03) 5805-3303（代表）

FAX　(03) 5805-3307

振替　00180-3-18495

印刷　株式会社ワコープラネット

写真　牛尾幹太（KantaOFFICE）、糸井康友

デザイン　野瀬友子

ISBN978-4-8170-7055-5

http://www.nichibou.co.jp/